天下文化
BELIEVE IN READING

健康生活 154E

吃對全食物

上

陳月卿 著

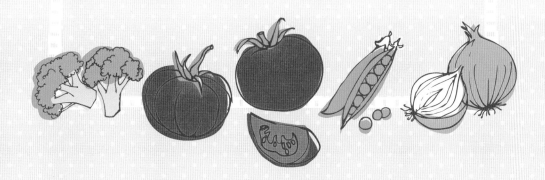

作者
陳月卿

資深新聞工作者、知名電視節目主持人、暢銷作家。現任癌症關懷基金會董事長；參與多項公益團體，熱心社會關懷運動。

政大新聞系、政大新聞研究所畢業。歷任「健康2.0」節目主持人、華視新聞部記者、主播、副理，製作《天涯若比鄰》、《放眼看天下》、《華視新聞雜誌》等優質節目。曾獲最佳新聞 節目及教育文化節目主持人等五座電視金鐘獎，及第 十四屆十大傑出女青年。

二十多年來，陳月卿陪伴夫婿重新調整飲食模式以對抗癌症，她深深了解，適當的飲食不是一時的健身時尚，更應該是一種生活方式。她經常接受訪問、主持節目或應邀演講，希望與所有有緣人共同寶貝身體，並在交流中分享疾病帶來的生命轉機和智慧。

2010 年出任「癌症關懷基金會」董事長，全力推動「全食物運動」，設立癌友飲食指導班，並由學者專家免費協助癌友進行飲食營養改善計畫，長期指導、觀察、記錄，以深入了解飲食對癌症病人的幫助，並作為未來擴大推動「全食物運動」的基礎，目前在台北、台中、高雄已進行十多個梯次，幫助許多癌友。

目　錄

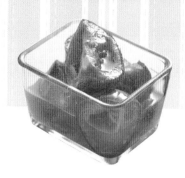

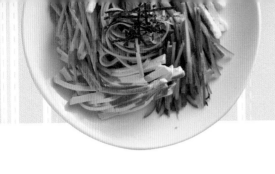

每天一點點，健康到永遠

蘇起

在自己步入法定老年的此刻，為月卿的新書寫序，特別有感慨。

自己實在非常幸運，不但活過二十三年前超大腫瘤的災難，走過忙碌操勞的大半人生，而且在步入老年的時候，竟然還覺得自己彷彿仍在中年。月卿在其中的角色不可或缺，她是賢淑能幹的妻子、甜蜜貼心的情人、盡心盡力的醫護。沒有她，我可能走不過來，最起碼不會走得這麼好。

更了不起的是，她在我肝癌術後不到三年的時候，生了個可愛的女兒，三年後再添一個兒子。記得當時的統計是，高達百分之五十及百分之八十五的病患，分別在術後兩年內及五年內仍將走人。而月卿在我還未脫離高危期時，就用肚皮對我投下信任票，我的求生意志當然大為強化。

我們一起生活這麼多年，兩人的日常作息其實很不一樣。或許是長年做研究的習慣，我比較喜歡集中在一段時間做好、做透一件事，而放下其他的事。但月卿則一直力行她的「一點點哲學」，也就是每天必做一點點健身操、一點點肌膚保養、一點點打坐、一點點關心朋友、一點點照顧家人、一點點廚房

雜務、一點點讀書進修等等。

　　長久看來，她的「一點點哲學」還真有道理。她白天出門忙著自己的電視專業，表現得光鮮亮麗，但回到家後立即一點點學著照顧並感化「鐵齒硬頸」的老公，一點點累積自己在健康管理方面的知識。長年下來這些一點點居然能夠累積成一本又一本的書，而且一本比一本深入，幫助了眾多癌友，提升很多人的信心，改善很多人的健康，真應了古人「涓滴成河」的說法。

　　這陣子食品安全接連亮出警訊，我更深刻體會她「吃食物，不吃食品」的觀念是多麼正確。我們的小家庭二十多年來始終奉行吃真食物、好食物、全食物，也一直少油、少鹽、少糖，不炸、不烤、少煎，所以心理上絲毫沒有受到這些風波的影響。

　　經過我們自己及許多朋友的實踐證明，月卿的全食物養生確實有很大的成效，特別是每天一杯精力湯，我個人從早年的排斥，轉到習慣成自然，再轉到享受的境界。我發現，每天花一點點時間照顧自己的飲食，讓自己的身體得到營養而沒有負擔，身體自然也會給我們善的回報。

　　每天一點點，健康到永遠。何樂而不為？

（本文作者為作者夫婿、前國安會秘書長）

人間最美的食譜

林碧霞

　　人間最美是至愛，這本食譜非常美，因為它源自摯愛。

　　人要怎麼吃才符合健康的原則？應該如何規劃飲食？這問題不容易被尚稱健康的人們所注重；一般人也大多知道均衡飲食的重要性，而且不要吃太重口味的食物，但是面臨選擇時，大多還是隨口腹之慾，將所謂的健康飲食原則拋諸腦後。很多講究生機飲食者，禁忌很多，飲食內容易流於貧乏，口味極淡，而且太過強調生食，讓一般人以為健康的代價就是禁口慾，所以能接受者幾希！

　　飲食方式是人類文明的一部分，要有所改變絕非易事，然而它確實影響人的健康至鉅，如何兼顧健康與口腹之慾，考驗著我們的智慧。許多書架上的食譜，都在傳統的菜餚著墨，而且其烹調方式需要相當的技巧。我家裡就放了好多本這類的食譜書籍，但是好像從來沒有成功的依樣烹煮過，掌廚這麼多年以來，幾乎也沒有真正以之為參考。

　　月卿，一個文化工作者，在先生的健康出現問題時，毅然全力投入家人飲食的革（救）命性規劃，這本食譜就是這段歷

程的心血結晶，因摯愛而產生的智慧。

　　它是一本符合生機飲食原則的食譜，簡單易行，食材豐富，冷飲熱食兼具，甚至有些是葷食，讓一般人的口腹之慾能得到適度的滿足，其對於各種食材的營養特質多所描述，讓這本書更增添了知識性。

　　這些優點，是這本生機食譜最難能可貴之處。這本食譜，有愛，有智慧，深具參考性，它絕對不應該是書房裡的一本藏書，而是應該放在廚房裡隨手可得之處，做為愛家的人，在調理食物時的重要參考。

　　你，不一定要有高超的烹調技巧，也一定可以依照這本食譜做出健康的餐點，讓家人在飽足之後，健康乃現。

（本文作者為台大園藝研究所博士、主婦聯盟發起人）

序三

學會對自己好一點

李開復

月卿的大名我早已久仰，因為家姊一直是月卿的超級粉絲，月卿的書家姊必定拜讀、節目按時收看，而且遵循月卿教導的健康飲食法，每天打精力湯照顧先生、孩子和自己的健康。

生病之後，我經友人介紹認識月卿，並和內人兩度造訪癌症關懷基金會。月卿和所有基金會的夥伴們都非常熱心、耐心、詳盡的介紹各種關於食物的營養知識，當場示範了好幾道做法簡單快速，但又美味好喝，更重要的是對健康非常有幫助的精力湯。也分享癌友在基金會幫助下改變飲食之後，各項生理指數的改善，這對學科學的我來說，特別有說服力。

這兩次造訪讓我獲益良多，更對基金會夥伴的努力和付出，既感謝又感動。所以當月卿邀請我加入董事會，我二話不說便答應了，因為我非常樂意和這群健康生活的推廣大使一起努力，幫助更多生病的朋友重拾健康的人生。

常聽人說「災難是化了妝的祝福」，生病之後對這句話特別有感觸。我現在常勸年輕的朋友善待自己的身體，卻也總在他們的反應中，看到過去的自己：為了事業工作過度、熬夜加

班；飲食方面常應酬吃喝不說，就算可以自己選擇食物，也偏重滿足口腹之慾，愛吃肉，看到蔬菜就愁眉苦臉；更糟的是，認為「養生」根本是老年人的事，自己還年輕力壯，哪裡需要杞人憂天。

現在，雖然有一點點遲了，但我開始慢慢學習照顧身體，多在乎自己一點。病，交給醫師，正規的醫療持續進行；生活，靠自己改變，就從實踐月卿大力宣揚的「全食物飲食」開始，盡量多吃生鮮、天然的食物，攝取全面、均衡的營養，這絕對是對身體大大有益的事。

當然我也知道，當成工作一樣，硬逼自己吃不喜歡、不好吃的食物，哪怕食物本身再好，吃的人也只會吸收不良。但我可以用親身經驗掛保證，月卿設計的精力湯真的是營養美味兼具，同樣的食材，因為搭配選擇和比例不同，就是比別人的好喝，而且變化很多，絕不會喝膩。

我非常誠心的建議讀者朋友，就算一時做不到非常有紀律的，每天、每餐都按照全食物健康飲食法，但早一天是一天、多一餐是一餐，現在就開始嘗試，再慢慢加重全食物的比例，你一定能感受到身體的正向改變，而健康就是你能得到最好的回報。

我們一起加油！

（本文作者為創新工場董事長、癌症關懷基金會董事）

傾聽身體的聲音

許瑞云

　　聽到月卿姊又要出書了，真的很開心。月卿姊多年來廣泛的閱讀養生保健相關書籍，不但身體力行，再加上主持「健康兩點靈」的節目，從眾多專家的現身說法中，吸取了許多養生健康的撇步，所以雖然不是正統醫療體系出身，對養生領域的知識與經驗卻非常淵博，令人讚歎。更棒的是月卿姊完全不藏私，總是樂於與眾人分享，不僅經常為周遭亞健康的親朋好友提供建議，還陸續出了好幾本養生書，幫助很多人重拾健康。

　　這本書集結了月卿姊過去數十年的養生心得，當初因為自己和先生陸續生病，才意識到健康的重要，經過多年的努力調整，月卿姊夫婦從過去渾身都是病的脆弱狀態，轉換到今日的神采奕奕，兩個人越活越喜悅健康。

　　我在哈佛公衛學院就讀營養學和流行病學博士班的時候，廣泛的閱讀了許多研究報告，深刻理解到飲食與健康真的是密不可分，日後行醫也在病人身上一次又一次的驗證飲食與疾病的關聯，所以我撰寫的《哈佛醫師養生法 1，2》兩本書，就是著重在介紹與分享食物的療癒力量。

　　我與月卿姊在養生保健上有很多相似的理念，例如：本書

中談到「全食物的重要性」，要大家吃食物，不吃食品，因為食品免不了有添加物，人工香料等內容；還有多植物、少動物，選擇新鮮有機種植的蔬果，食用當季當地食材等全食物、全營養的關鍵飲食概念，都與我推廣的理念相同。書中對於如何實踐這些概念等細節，也有清楚易懂的介紹，是一本非常難得的養生好書。

月卿姊在書中還分享她獨樹一格的食材收納、清洗、保鮮、管理秘笈，同時提供全食物食譜、創意美味食譜等內容，帶領讀者實際操作，一起找回健康身體的最佳狀態。此外，月卿姊也分享了自己如何受益於親近大自然、規律的運動和保持愉悅的心。

在跟著本書實作的同時，我想提醒讀者們，追求健康的同時，也得要學習傾聽身體的聲音，畢竟每個人的身體都有不同的需求，適合某些人的未必適合所有人。例如不過度烹調食物的生機飲食法，我個人的經驗是較適合多數西方人的體質。我曾經在美國的排毒中心待了兩個星期，見證了生機飲食對許多西方人的神奇療效，但是我自己的身體卻在那樣的飲食模式中出了問題，導致身體越變越寒冷，造成極度的不舒服和疲累。所以在吸收運用新知的同時，我們也要學習傾聽身體的智慧和反應，才能找出最適合自己的養生保健方法。

（本文作者為花蓮慈濟醫院內科主治醫師）

我們需要新的飲食文化

　　智慧來自於生命特殊的歷練。

　　從來不喜歡下廚的我，很難想像有一天我會對各種食物的營養如數家珍，並且對調配食物充滿興趣，還急切的想跟別人分享。

　　因為自己和親密的愛人—老公（蘇起）先後失去健康，經過多年的摸索、研究、體驗、我發現了一些健康烹調的法則，知道怎麼吃最健康、不會發胖、還可以延緩老化、保持青春。

　　我用這套方法洗去了我「藥罐子」的稱號—從每天頭痛、胃痛、全身痛，變成不再有地方痛；從每天起床後不到一兩個鐘頭就累了，到現在從早到晚精神奕奕，從不喊累；從每個月都在感冒，變成七年不曾因為感冒使用過健保卡；更分別在41和44歲高齡生下一對兒女。

　　更重要的是，我用這套方法幫助我的另一半防止肝癌復發、轉移，幫助他在高壓的公務生涯中保持健康和活力，調整他的體質。當然我也用這套飲食餵養我的兒女，讓他們健康成長，維持良好體態和令同學媽媽羨慕的好皮膚。

　　經歷過失去健康的恐懼和痛苦後，全家能平安、健康、快

樂的生活，變成我生命中最大的幸福和珍寶。

　　雖然摸索、研究的過程勞心費事，但是透過體驗、實踐，去蕪存菁，保留下來的原理法則其實很簡單，所以我一直告訴朋友，健康其實很 easy。

　　我不是一個只願獨善其身的人，每次跟朋友分享這些我視若珍寶的原理法則，他們起先都兩眼發亮的聽著，接著就會說：「太多了，我記不住，你乾脆寫成書吧！」

　　還有不少癌症病患的家屬打電話給我，問我該怎麼準備食物給病人吃？怎麼生活最健康？有沒有抗癌的秘方？他們也會敦促我：「為什麼不寫一本書跟大家分享呢？」

　　尤其看到許多人正如以前的我和我老公，根本不了解飲食、營養對健康的重要性，「吃」只為了滿足口腹之欲，或填飽肚子，他們的飲食方式讓我膽戰心驚，看著他們愉快的吞下大量毒素，更讓我心裡難過。特別是那些孩子，味蕾習慣了強烈刺激，愛吃高脂、高鹽、高熱量的食物，還配上高糖飲料，加上大量垃圾食品，除了空熱量根本沒有足夠的營養，甚至造成身體很大的負擔。所以七歲的女孩肝就纖維化，必須換肝；八歲的男孩就腦血管破裂、中風；十幾歲就有高血壓；肥胖比例亞洲第一，過敏性疾病非常普遍。糖尿病、腎臟病、癌症……等疾病的發病年齡也大大提早，國民的整體健康都受到影響。

我覺得要改善這種現象，就要推展一種新的飲食文化，簡單、方便、營養而且美味，讓人人都可以動手做，家家都喜歡在家裏用餐。家的功能因此更完整，家的氣氛因此更溫馨，全家人也因此更健康。所以我在十年前出版了《全食物密碼》，兩年後又出版了《全食物再發現》，引起了一股健康飲食的風潮。

　　但十年過去了，由於3C產品全面引爆生活型態的改變，上班時間越長、腳步越快、壓力有增無減。反應在健康上，無論是國人的肥胖率、心血管疾病率、糖尿病、三高、癌症，所有數字有增無減。在這過程中更爆發了一波又一波的食安問題，從三聚氰胺、塑化劑、毒澱粉到餿水油，證實把飲食大權交給加工食品或外食，風險很高，都不是解決飲食健康的方法。

　　這套食譜就是為此而重新改寫出版。因為過去這十年的實踐，我累積了更多經驗，有更多心得、點子和方法，想跟更多追求飲食健康、擔心外食風險的朋友分享，讓他們在忙碌的生活裏，依然能用飲食照顧自己和家人的健康。所以它是寫給一般家庭用的，或想藉飲食預防疾病的人，當然也適合已經生病想改善健康的人，事實上，他們更應該積極改善飲食。

　　過去三年，我和癌症關懷基金會的董事、營養師們，利用同樣的理念和方法，幫助癌友改善飲食營養，結果在短短三、

四個月期間，他們的健康都有相當改善。如保持適當體重，瘦體組織增加、身體比較精實，膽固醇、血脂肪、糖化血色素或肝指數趨向正常。可見無論在癌症治療中或治療後，保持適當的飲食對健康改善都大有幫助。

更好的是，食譜裏的每道菜都很簡單、很方便，不需要花很多時間學，也沒有繁複的程序。特別適合新手媽媽、忙碌的職業婦女、愛自己的單身朋友（男生也可以試試看），尤其適合像我一樣怕麻煩、怕油煙而不願下廚的人。同時每道菜都盡量在健康和美味之間求取平衡點。

簡單的說，這套食譜的特色是：自然、生鮮、多元；全食物、全營養；少油、少鹽、少糖；零煎炸、零負擔。這也是追求健康、幸福的密碼，完全吻合我一直大力推廣的「真食物」、「好食物」、「全食物」概念。特別是「全食物」，它一定是真食物、也是好食物，更含有完整的全營養，所以這股飲食風潮已經席捲全球。那怎麼讓連皮帶籽吃全食物變得更方便、更安全、更美味呢？你不只需要拆解密碼，更需要一整套「秘笈」。

希望這套《吃對全食物》不僅帶給你健康、也帶給你幸福，就像它在我身上發揮的作用一樣。更希望這套秘笈能引領風潮，讓大家一起努力，愛自己、愛家人、愛土地，打造「健康幸福國度」。

全食物是
最健康的飲食

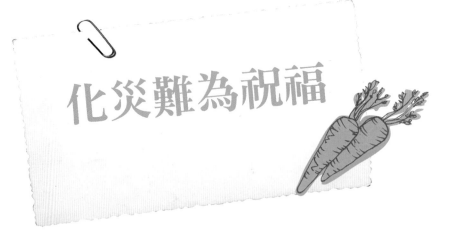

化災難為祝福

　　祝福有時候會以災難的型態出現。二十三年前，我就碰上這種化了妝的祝福。

　　當時我剛剛經歷過一次椎心的小產，事業也遭逢瓶頸，身心俱疲的我趁著當選美國東西文化中心Jefferson Fellow的機會，到夏威夷參加專門為資深新聞工作者舉辦的交流研討計畫。

　　我那一向頭好壯壯，幾乎不曾感冒，看我因胃痛急診輾轉呻吟，還好奇的問我胃在哪裡的老公，忽然心念一動，覺得年過四十，閒著也是閒著，不如趁老婆不在，去做個全身健康檢查。結果，不用儀器，醫師手一摸，就發現他的肝不對勁，立即做超音波檢查，證實他肝上有一個很大的腫瘤，必須立刻開刀切除。

　　冷靜理性的老公透過長途電話告訴我這個消息，聲音一如平常，絲毫感覺不到情緒起伏，他還說：「我知道妳很重視這

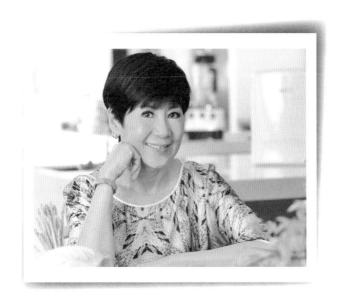

次的研討訪問計畫，半途放棄實在可惜，妳可以不用回來，我自己可以應付。」

　　當然，我選擇陪他一起面對這場生命硬仗。手術很成功，主刀的榮總外科部主任雷永耀醫師告訴我，瘤雖然很大，但長的位置很好，又有一層膜包著，所以切除得很乾淨。

　　手術完了，我的問題才正開始：他這麼健康為什麼會得癌症？怎麼防止癌症復發？第二個問題尤其重要，因為聽說當時肝癌手術五年的存活率還不到15％。為了拚這15％的勝算機率，我一頭栽進書海，拿出當年得金鐘獎的精神，「上窮碧落下黃泉，動手動腳找資料」，大量閱讀與癌症、健康有關的書籍和論文。

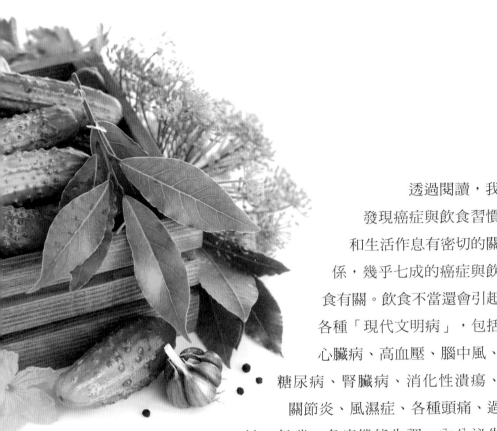

透過閱讀，我
發現癌症與飲食習慣
和生活作息有密切的關
係，幾乎七成的癌症與飲
食有關。飲食不當還會引起
各種「現代文明病」，包括
心臟病、高血壓、腦中風、
糖尿病、腎臟病、消化性潰瘍、
關節炎、風濕症、各種頭痛、過
敏、氣喘、免疫機能失調、內分泌失
調、神經衰弱……等等。古人說病從口入，真
是一點也不假。

　　其實，當時我的健康狀況也不好。記得新婚不久的某一
天，我那當時任教政大的老公，忽然面容嚴肅的跟我說：「我
下了很大的決心才娶妳。」我一聽差點沒氣昏，心想：「有沒
有搞錯？應該是我下了很大的決心才嫁給你啊！」因為當時我
擔任「華視新聞雜誌」製作人兼主持人，每週出現在螢光幕
前，認識我的人遠比認識他的人多，所以我覺得自己說不上是
下嫁，但也不至於高攀吧！沒想到我那寶貝老公的回答大出我

意料之外，他說：「我曾發誓絕不娶個『藥罐子』，可是妳就是個『藥罐子』。」

我一想，對呀！我每天不是頭疼、就是胃疼，腰痠背痛更是家常便飯；我渾身倦怠、常常感冒；不是消化不良、就是腸胃炎；皮包裏隨時都有各種乳狀、粉狀、錠狀的腸胃藥、感冒藥、消炎藥，真是個如假包換的「藥罐子」。

這一記當頭棒喝敲醒了我，使我開始正視那些雖不嚴重，卻相當折磨人的毛病。

我去做了健康檢查，醫師說我很健康，肝腎指數都正常，沒什麼大毛病。我不死心的追問：「那我為什麼那麼不舒服？」醫師被我問得受不了，就告訴我說：「除非你肝腎壞了一半，指數才會顯現出來。」我一聽這還了得，到那時候才治，還來得及嗎？

於是我開始自力救濟，找尋各種跟健康有關的書籍。我讀了莊淑旂博士的書發現，我似乎就是她書中所描述的癌前體質，如果不積極改善，可能離癌症也不遠了。

沒想到我還在跟健康苦苦拔河，我那自詡「健康寶寶」的老公卻比我先一步檢查出肝癌，為了救他、也為了自救，我無怨無悔的縱橫書海、收集資訊，中醫、西醫、生機飲食的理

論，只要覺得有道理的，都加以實踐。甚至宛如神農氏嚐百草，拿自己的身體來做實驗，實驗證明好的、容易做到的，就保留下來，否則就放棄。

二十三年過去了，很多人看到我老公，都說他氣色真好，而且越來越年輕，實在不太像六十好幾的人。很多人也許不知道，他肝癌手術後才兩年，就由學術界進入政府，擔任行政院陸委會副主委；民國八十五年出任新聞局局長時，距離手術剛滿五年；忙碌的公職生涯還包括擔任總統府副秘書長、陸委會主委、不分區立委，和國安會秘書長。

這中間我們還生了兩個健康活潑的寶寶，帶給我們很多樂趣，家庭越來越完整、也越來越溫馨甜蜜。

至於我的健康也有大幅改善。現在看到我的人很難相信我曾是個「藥罐子」，他們叫我「長效電池」，因為永遠精力充沛、生氣勃勃。我發現不知道器官在哪裡真是很大的幸福，因為它們正常運作，絕不打擾你。同時全身上下沒有一處痠疼，實在是很棒的感覺，原來健康就應該是這樣。

民國九十二年四月爆發SARS疫情，我因為有一點小感冒，比較緊張，跑到家庭醫師那兒檢查，才發現已經六、七年沒有因為感冒來看診。而困擾我多年查不出原因的貧血，也改

善了許多，嘴唇從紫的變成粉紅的。

　　一場災難，結果化成祝福，讓我們生活得更健康、更快樂、更自在。

　　我不能說這全是改善飲食的功勞，因為我還學會打坐，幫助我放鬆；我皈依宗教，人生觀和脾氣有很大的改變；我改掉夜貓子習慣，盡量早睡早起，讓身體能好好修復；我規律的運動、週末全家去爬山、接近大自然。這些都很重要，但改善飲食是第一步，而且是非常重要的一步，改善飲食、連情緒也改善了。不信，你不妨試試！

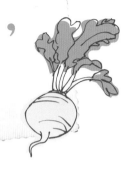

飲食不當是癌症主因

具有統計學背景的福瑞德瑞克·霍夫曼醫師（Frederick Hoffman）經過環球研究後，寫了一本像字典一樣厚的書，討論癌症跟飲食的關係。他的結論很簡單：「我認為飲食型態應該被視為癌症的主因」。

而受過醫學專業訓練，並且在大型醫院擔任主任的亨利·畢勒醫師（Henry Bieler M.D.），在自己生病後試過所有藥物，卻仍然有氣喘、腎臟病及體重過重的問題。他遇到一位病理化學的醫師，發現營養引發的健康問題，並不能完全靠吃藥解決，於是他改善飲食習慣、放棄藥物，結果，疾病消失了。他行醫五十年，一直用這套方法治療病人。關於疾病的原因和治療，他有三點結論：

第一：疾病發生的原因並不是細菌，而是因飲食不當、消化不良，以致毒素日積月累，導致細胞的損傷和毀壞，才為

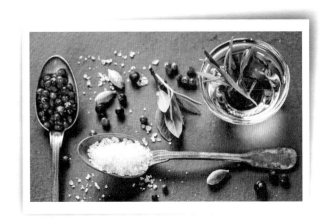

　　細菌的增殖和侵襲鋪好了路。這些毒素滯留血中，也會損壞身體的過濾器官和排泄器官，像肝、腎、腸和皮膚。很多疾病如氣喘、關節炎、頑固的皮膚病、纖維性腫瘤、消化性潰瘍、糖尿病、心血管疾病，和很多的發炎現象，事實上都是身體強迫排除毒素所產生的症狀，而不是疾病的原因。

第二：藥物通常會引起嚴重的副作用，有時甚至創造出新疾病。

第三：疾病可以透過正確地吃適當食物而得到治癒。

　　我很敬佩畢勒醫師在那麼早之前就注意到發炎現象。因為最近的醫學研究證實：癌症確實跟發炎關係密切；而細胞層次的長期慢性發炎，就是人們生病和老化的原因。

　　雖然我們不是畢勒醫師，無法用食物治病，但至少可以避免病從口入，減少身體發炎現象；或更積極一點吃正確的飲

飲食與健康‧密不可分

食，抗發炎，並提供細胞充分鮮活的營養，提升免疫力，讓我們的身體更健康、更充滿活力，而這只要花一點點力氣就可以做到。

為何吃得愈好，愈不健康？

跟畢勒醫師一樣，安·威格摩爾博士（Ann Wigmore）也是因為自己患有好幾種疾病，而開始探究健康之道。最後她用生機飲食（Living Food）克服了癌症，並且用這套方法幫助了很多人。

安博士是美籍立陶宛人，1909年生。她50歲時得了直腸癌、氣喘、關節炎和偏頭痛等病，一直治不好，最後她改變飲食方式，以新鮮芽菜及蔬果當食物，三年之後，不藥而癒。她活到85歲，始終精力充沛，不停地工作，如果不是遭遇車禍，她認為自己應該能健康的活到120歲。她認為「毒素累積」和「營養缺乏」，是人類致病的主要原因，相關的症狀可以多達130多種。

人體累積的毒素包括：空氣污染，如化學毒素、煙塵、廢氣；水污染，如各種重金屬、化學藥劑；食物污染，如農藥、化肥、生長激素（荷爾蒙）、抗生素、各種人工添加物、色

素、增稠劑、防腐劑、除霉劑、放射線照射……不一而足。

　　這些毒素進入體內之後，會產生大量的自由基，這些自由基會破壞細胞膜及細胞核，造成氧氣和各種代謝物質出入細胞的障礙、酵素合成異常，以及造成基因的傷害與變異，因而引起各種病變和腫瘤。

　　至於營養缺乏，安博士認為「吃得太多、吃得太好」的現代人，一方面營養過剩，如蛋白質、脂肪、碳水化合物過多，造成心臟、血管、腎臟、新陳代謝和肥胖種種疾病。像八歲小男孩中風、七歲小女孩換肝，以及五年級小朋友糖尿病、國一的學生大腸癌，都是高油、高鹽、高脂、高糖飲食吃出來的，所以營養過剩其實對健康的危害很大。

　　另一方面，現代人卻也是營養缺乏的，如酵素、維生素、礦物質、植化素及膳食纖維等不足，而這些都是維護健康不可或缺的要素。

缺乏營養素，百病叢生

　　酵素是一種很特殊的蛋白質，在人體新陳代謝的各種化學變化中，擔任重要的媒介。也就是說體內若沒有酵素，就無法進行新陳代謝，當然就沒有生命。

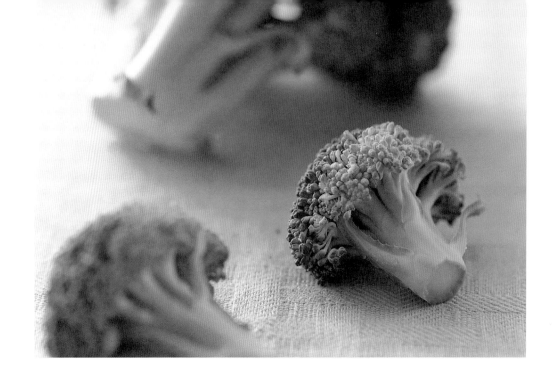

　　根據醫學研究，缺乏某些酵素，是導致血癌發生的因素之一。酵素對大腦的正常運作也十分重要。缺少了酵素，被病菌感染的身體不容易發揮自癒的力量，也不可能擁有健康的血液，這是因為酵素會幫助排除血液和身體組織中的廢物、毒素及外來異物。過敏症的主要原因也是缺乏足夠的消化酵素。另外不少人經常感到疲乏，也是因為體內酵素系統不健全，沒有辦法正常消化食物。

　　所有活的食物都含有豐富的酵素，但酵素有一個致命弱點，就是一旦遇到50度以上的高溫，就會被破壞或失去活性，不再能夠執行原有的功能。而國人喜歡熟食，食物中的酵素幾乎完全消失；加上動物性蛋白質、油炸物等都很難消化，酵素耗用量特別多，因此身體容易疲乏、失去健康。同時，消化酵

素耗用太多，分配給身體各器官的代謝酵素就會不足，也會引起各種問題。

　　很多人都知道「維生素」很重要，但是如果缺乏礦物質和微量元素，維生素根本無法作用，而缺少礦物質和微量元素也被證明跟許多癌症有關。纖維量不足，更是飲食精緻的現代人共同的毛病，導致便秘、肥胖，和新陳代謝異常。

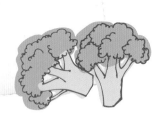

我家的飲食革命

　　瞭解了過去不當的飲食習慣導致我們失去健康，一個罹癌，一個成為藥罐子，我痛下決心，採取了以下的對策。

對策一：吃食物，不吃食品

　　所謂「食物」指的是大地生產出來的，如各種新鮮的青菜、水果、海藻類、五穀類、生的堅果類、一點點魚類和肉類。也就是說我們只吃自然健康的食物，不吃任何含有人工添加物的食品，包括香腸、臘肉、火腿、熱狗，醃燻、冷凍、罐頭食品。當然各種誘人的麵包、甜點、糖果、餅乾、蜜餞、汽水、可樂等飲料，也在謝絕之列。也就是只吃真食物，不吃假食物。

　　因為加工食品通常會加入一些值得商榷的東西，像色素、糖精、防腐劑、除霉劑、漂白劑、人工香料等各種添加物，以及鹽、糖和脂肪，同時去除一些有價值的營養素，像維生素、

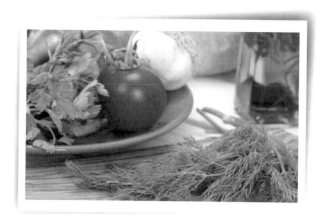

礦物質和纖維。吃這種食物不僅得不到營養，還會增加身體的負擔，因此也被稱為「垃圾食物」。常吃垃圾食物也會造成負責能量合成的維生素B群和C缺乏，所以很多人經常覺得無精打采，非常容易疲倦。

但是這些加工食品在製作時，充分迎合人類的味蕾和視覺，所以無論大人或小孩都難免抵擋不住誘惑，一口接一口。尤其，近幾年食安風暴接連引爆，如三聚氰胺、塑化劑、毒澱粉、香精麵包……人們才驚覺，原來好吃到讓人一口接一口的食品裏面，有這麼多不合法的添加物。而合法的添加物就安全嗎？事實上，它們幾乎完全沒經過人體實驗，尤其添加物種類越來越多，幾乎無所不在，每天吃的量已經不少，再加上經年累月的累積，身體受得了嗎？排得出去嗎？

首先受害的就是兒童。美國舊金山的班・范歌德（Ben Feingold）醫師，是一位傑出的兒童過敏專家，他根據多年的

我家的飲食革命

行醫經驗發現，40％到50％的兒童過敏病例，是食物添加物造成的。他也發現很多過動兒一旦停止吃含有人工色素、人工香料和一些防腐劑的食物之後，行為立刻大有改善。他們先把過動兒飲食中所有可疑的食物去除，79％的孩子立刻有明顯的改善；而當孩子又開始吃那些有問題的食物，行為立刻故態復萌。人工色素和香精是最嚴重的罪魁禍首，糖也有很大的影響。

飲食會殺人，餵孩子吃工業化食品，結果就是出現愈來愈多氣喘、過動，或憂鬱傾向的下一代，而癌症、心血管疾病、糖尿病也有越來越年輕化的趨勢。自從我盡量減少吃加工食品，改吃真食物之後，立刻感覺身體不再那麼疲憊，健康也逐漸改善。

對策二：多植物，少動物

地球上最營養的食物是什麼？答案是綠葉蔬菜，不僅延年益壽，而且熱量最低，真的可以越吃越瘦。其他的蔬菜水果也不遑多讓，數百篇研究證實，蔬菜水果吃得夠多，就可以預防癌症。再加上全穀類和豆類，這支植物大軍，應該佔我們飲食的八成到九成，因為它們營養密度最高，熱量卻相對較低，可

以讓我們遠離癌症、心臟病、糖尿病和肥胖。

　　從人類的牙齒也可以看出動植物飲食應有的比例。我們有32顆牙，但是跟吃肉有關的只有4顆犬齒，4:28，可見上天原來就規畫動物性飲食不該超過15%。

　　很多人擔心植物吃太多，會有蛋白質攝取不足的問題。蛋白質是維持身體運作的必要營養，絕不能捨棄，但也不需要太多，應該占每日攝取熱量的12~15％；或者以體重計算，小孩每1公斤需要2公克，成人是0.8~1公克。

　　植物性蛋白質只要搭配均勻，並不會有蛋白質缺乏的顧慮，米加豆就是很好的搭配。米裡面沒有的胺基酸，豆裡有；豆裡面沒有的胺基酸，米裡有，所以用糙米加黃豆，可以提升蛋白質利用率達40％，糙米加黑豆、毛豆也一樣。我就常利用這個竅門調製豆穀奶漿，喝起來營養更豐富、也更可口。

　　豆類、堅果、種子，都是很好的蛋白質和油脂來源。堅果被公認為「護心食物」，所含油脂包含單元不飽和脂肪酸，和多元不飽和脂肪酸，有利於提高血液中好膽固醇的濃度，減少壞的膽固醇，具有降血脂、強化心血管、抗發炎的效果，並且含有蛋白質、礦物質、維生素及膳食纖維，不僅有益心臟、血管，也有益全身健康。

在我先生剛開完刀的一、兩年內，我們幾乎完全吃植物，只吃一點點魚、蛋和瘦肉。這對我那無肉不歡的老公是一大考驗，不過想想人到底是該「為吃而活」，還是「為活而吃」，答案就很清楚了。

對策三：天然調味，減少煎炸

健康食材也要用健康方法烹調，所以我盡量不用調味料，也就是少油、少鹽、少糖，根本不用味精。因為過多的油和糖，都容易引起身體發炎。至於鹽，過去很多人認為鹽不夠會沒體力。但是最新的研究發現，蔬菜中的有機鹽的確非常有用而且沒有毒性，但是食鹽卻是刺激品，使用過量對高血壓、腎臟病和氣喘病人，都有非常不好的影響。

油脂熱量很高，過量對心臟、血管也有非常不好的影響。尤其油遇到高溫會產生毒素，而傳統中國菜煎、炒、炸特別多，這就是很多女性雖不抽菸，卻罹患肺癌的重要原因。因此烹調方法我盡量改用蒸、煮、涼拌，減少煎、炒，絕不用炸。

高溫油炸的食物含有多量的油脂和毒素，會增加肝的負擔，也容易造成身體發炎。自從我不再吃炸的食物之後，明顯感覺健康進步很多。炸的食物，尤其是澱粉類甜食，更是愛美

怕胖朋友的大忌，因為它所造成的脂肪特別頑強難消除，更糟的是它總愛囤積在腰腹、臀部和大腿上。

少油、少鹽、少糖，會不會也少滋味呢？其實好的食物本身就有獨特的風味，配合食物原味，用蔥、薑、蒜、香菜、香料、檸檬，加上少量鹽、胡椒、醋調味，也可以做出滋味豐富的菜餚，而且有益健康。如果你的口味特別清淡，那真要恭喜你！因為越健康的人，口味越清淡。

對策四：部分生機飲食

生機飲食有一段時間非常流行。所謂生機飲食就是生吃新鮮、有機種植的蔬果，最好是當季、當地的食物，因為天候和土壤都跟你生活的環境一樣，最能夠供應你身體所需的營養元素。

生的綠色蔬菜抗癌力最強，生機飲食提倡者安博士大力推薦的飲食「精力湯」，就是由特別有營養的、有機的小綠苗，加上蔬菜、水果和堅果、種子類等組成，能夠提供富生機、含酵素、高能量的營養。她除了用精力湯改善自己的健康，也在美國設立好幾個健康中心供病人療養，並且到世界各地推廣自己創立的「living-food lifestyle」，她認為這不僅是一種飲食方

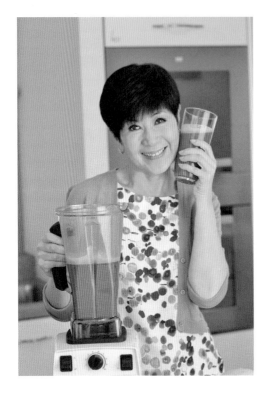

式，更是一種生活方式。她曾在76歲和78歲，兩度來台灣推廣。

她說：「精力湯和回春水（一種小麥發芽浸泡的水），是營養最為完整的食物。」她還說：「要重獲健康，最重要的關鍵在於，每天少量多次食用磨碎的食物。在波士頓和波多黎各的安博士健康中心裏，主角食物就是精力湯、回春水，而這也是我推薦的最主要健康食物了。」

酵素怕熱，加熱到54℃以上，很多酵素都會被破壞，維生素也一樣，特別是維生素C、B1、B2、和葉酸，所以生機飲食可以保留最多的酵素和維生素。正如安博士所說：「具活力的酵素，不是人力可以自行創造的，它是大自然的恩賜。」所以早上喝一杯全蔬果汁或精力湯，中午吃一盤生菜沙拉或涼拌菜，都是很好的選擇。但是基於中醫的概念，我很少在晚上吃

生食。

　　自從我開始喝精力湯之後，胃很快就不痛了，長年困擾我的便秘慢慢改善，皮膚不再暗沉粗糙，一年以後幾乎不再感冒。總體而言，我的生食比例大約30%。生理期我不吃生食，改喝加入黑糖的紅豆湯。同時我發現生理期結束後吃幾帖四物湯，效果蠻不錯。而我坐月子完全採用古法，對身體的改善也很有幫助。

對策五：全食物，全營養

　　大自然非常奇妙，它在完整的食物中提供了豐富而完整的營養，所以要吃全食物，才能獲得全營養。所謂「全食物」就是天然完整，沒有經過加工精製，仍然保有生命力的食物。

　　這樣的概念主要來自「植化素」和「膳食纖維」營養價值的發現，這種發現掀起了一場健康的
革命。

　　膳食纖維是什麼呢？
簡單的說就是不能被人體
消化道酵素分解的
多醣類及木質素。它

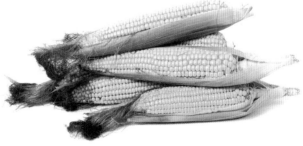

普遍存在於全穀物、豆類、馬鈴薯、玉米和各種蔬菜、水果中。

　　膳食纖維是人體的環保大師，它分為兩類，水溶性膳食纖維可以延緩胃排空，增加飽足感，所以可以控制體重，不至於發胖。還可以降低膽固醇、三酸甘油脂的含量，所以可以預防心臟病、高血壓。同時可以防止血糖急遽上升，有助於糖尿病的預防和控制。

　　非水溶性膳食纖維本質粗糙，可以促進腸胃蠕動，增加大便體積，同時稀釋大腸中的致癌物質，連同其他雜物一起排出體外，所以能減少便秘、防止大腸癌發生。

　　為了健康，國民健康署建議每天應該吃25到35克膳食纖維，但是國人平均攝取量卻只有14克，離標準還差得很遠。

　　要吃全食物的另一個原因是植化素。蔬果、全穀類和豆類，除了維生素、礦物質之外，還含有豐富的「植物化學素」（phytochemicals）。從1980年代以來，許多研究紛紛證實，這種植物性食物中的化學成分，可以對抗疾病，而且具有多重抗發炎、預防癌症的效果。它的重要性就好像20世紀初期，發現維生素對預防慢性病、維護健康的重要性一樣，所以又被稱為21世紀的維生素。

植化素不只讓每種植物呈現各種特定的顏色，更是植物用來保護自己的特別物質。植物化學素的防癌功效已經證實的有：一、活化免疫細胞；二、抑制癌細胞訊息傳遞；三、抑制癌血管增生；四、誘導癌細胞良性分化，抑制腫瘤生長；五、促進癌細胞凋亡；六、抗氧化（抗自由基）作用；七、含植物性類激素，可以抑制荷爾蒙相關的癌症成長，並雙向調節荷爾蒙；八、可以降低腸道致癌作用。

這些寶貴的抗癌成分，就藏在各種五顏六色的蔬果之中，特別是在表皮和籽核。像番茄中含有大量的茄紅素，表皮是果肉的三倍；紫紅色的葡萄、黑莓、藍莓等，含有前花青素和多酚類；橙色的胡蘿蔔、芒果、南瓜等，含有類胡蘿蔔素；黃色的香瓜、柳丁、木瓜、橘子，含有隱黃素與類黃酮；十字花科的花椰菜、白菜、芥藍菜，含有吲哚及硫配醣體；白色的蒜、大蒜、洋蔥等，含有丙烯硫醚。

多數的全穀及豆類食物，含有豐富的皂角甘，可以中和

腸道中的一些致癌酵素。全穀物中的木質素，可以去除血中的自由基。另外黃豆的異黃酮、綠茶的兒茶素、咖哩的薑黃素，深綠色及橙黃色蔬菜中的維生素Ａ、Ｃ、Ｅ，及食物中的鈣、硒，和菇類中的多醣體，都可以防癌。果然驗證了青菜、蘿蔔比魚翅、燕窩營養高，防癌、抗癌並不需要花大錢，真的是小兵立大功。

　　所以，如果是蔬菜，盡量根、莖、葉都一起吃。譬如菠菜，營養最豐富的就是紅紅的根部，卻常常在洗菜的時候被去除，非常可惜。一條胡蘿蔔含有490種植化素，多半分佈在皮上和皮下薄薄的一層，削去皮就損失很多。同樣的，一顆蘋果有389種植化素，削掉皮也損失很多。

　　以水果來說，可食用的部份包括果皮、果瓢、果肉、果核、種子等，儘量保留轉化為濃果汁的形態，可以吸收到更完整的營養，和平常不容易吃到的微量元素。譬如西瓜，白色瓜囊部分含有豐富的營養，可是我們往往只吃紅色的果肉，卻把最營養的部分丟棄。生機飲食的提倡者安博士最推崇西瓜汁，只要刮除薄薄的綠皮，就可以整片放下去打。她鼓勵病人在夏天放心的喝全西瓜汁。

　　葡萄也是，很多的研究證實，真正能抗癌、保護心血管的

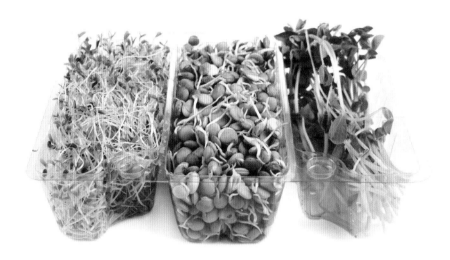

成分，都在皮和籽裏。可惜，很多人覺得皮口感不好，葡萄籽很硬、牙齒咬不動，有人甚至因此把牙齒都咬崩了，所以我響應安博士的主張，把它放進調理機打。這種連皮帶籽打成的葡萄汁，才是全葡萄汁，也才能吃到全葡萄的營養。另外鳳梨芯含有最多的鳳梨酵素和豐富的錳，我們也因為咬不動或口感不佳而把它切除，非常可惜。

全食物的另一個好處是寒熱平衡，像各式的瓜類，很多人擔心它們太寒，事實上完整的瓜，皮和種子是熱的，瓜肉是寒的，一起吃下去寒熱自然平衡。像苦瓜，很多人覺得很涼，不敢多吃，但是如果帶皮連子一起燒熟，把子裡面的仁像嗑瓜子一樣吃下去，就沒有寒涼的問題，而且吃到更多營養。另外像

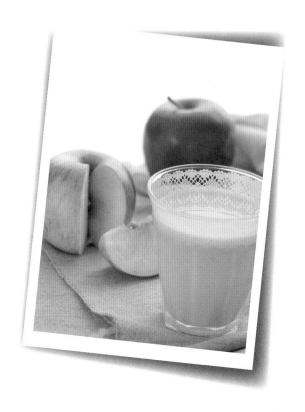

冬瓜，如果把瓜囊連子切下來，放進調理機加水打成奶，再用這冬瓜子奶來煮冬瓜，風味更好也吃到更多營養，當然也沒有寒涼的問題。

還有南瓜，把皮洗乾淨，連皮帶子一起放在電鍋蒸熟了，再加素高湯或熱開水放在調理機裏打成全南瓜濃湯，不僅吃到果皮和果肉的營養，連南瓜子的營養也吃到了。南瓜子含有鋅和南瓜子素，可防止男性的攝護腺腫大、預防攝護腺癌。這樣的吃法也最環保，因為什麼也不浪費，全部吃下去，廚餘最少。

五穀雜糧也一樣，完整的、沒有精製過的穀粒，不僅含有更豐富的營養，而且易飽，不容易吃過量。精製過的白米、白麵，不僅只剩下空熱量，而且失去膳食纖維的保護，容易吃得過多，也讓血糖升高太快。我看到美國有許多論文證實，多吃

全穀類可以減少疾病死亡率，於是開始嘗試，卻遭到我先生的行動抗議和自力救濟。我只好轉而研究如何把全穀、全豆或根莖類、堅果，打成奶漿、濃湯，讓他更容易入口，減少抗拒，這也使得我精力湯範圍更加擴大。

我們家小朋友從會吃飯就開始吃胚芽米、糙米及五穀雜糧，一開始他們在外面吃到白米飯，會覺得很好吃，一口氣連吃兩碗，可是吃習慣了，反而覺得糙米、五穀米比較香。

不論是混合了水果、芽苗和堅果打的蔬果泥，或者用大豆、五穀雜糧和根莖類、堅果打成的奶漿、濃湯，因為營養均衡多元，是我心目中的全食物，維護全家人健康的法寶。

對策六：早餐吃得好、午餐吃得飽、
　　　　晚餐吃得少

西方有一句諺語說：「早上吃得像國王、中午像王子、晚上像乞丐。」這句話很能掌握三餐份量的精髓。

早餐是最重要的一餐，因為你經過一夜睡眠，非常需要營養供應，同時早上七點到九點也是胃最活躍的時候，這時候吃早餐最容易消化吸收。早餐也影響一天的情緒和精力，所以應該提供均衡多元、營養豐富又容易消化吸收的食物。

但是早餐時間短，往往很匆忙，所以我喜歡在早上給我自己和家人喝一杯「精力湯」，不論是蔬果泥還是全穀奶漿，只要幾分鐘，排毒、補缺的營養全具備了。而且它喝下去只要半小時就能消化吸收，能很快的提供我們身體所需要的營養，至於一般食物吃下去可能要三、四個小時，才能完全消化吸收。

　　午餐因為下午還有活動，同時白天消化力比較強，可以吃得多一點，如果要吃魚肉等動物性蛋白質，中午吃也比較容易消化吸收。

　　晚餐因為接近睡眠時間，吃太多不僅不能消化吸收，還會加重消化器官的工作，增加身體的疲勞；而不能消化吸收的養分就會變成毒素，所以吃宵夜對健康非常不利。國人下班越來越晚，晚餐時間越來越往後延，這時候還大吃大喝，莊淑旂博士認為這等於是「慢性自殺」，她發現一些猝死症跟這個原因有關。

對策七：吃的順序也要講究

　　從生理化學的角度來看，人體是一座神奇的化學工廠，僅由肝所執行的化學工作就多達五百多種，消化尤其是複雜的化學作用。為了幫助我們的胃不要太辛苦，吃飯的順序也應該講

究：先慢慢喝湯，通知胃，食物要來了；接著吃生菜，因為它比較容易消化；接著吃煮熟的蔬菜；然後吃五穀雜糧，最後吃比較難消化的魚和肉，這樣也可以減少動物性食物和油脂的吸收。

水果屬於生食，可以在飯前吃，或在兩餐中間吃。另外像香蕉、鳳梨、木瓜、奇異果等能幫助消化的水果，適合飯後吃。有句俗諺說：「餐餐七分飽，健康活到老」，少量多餐是一個好習慣，我常常早餐喝一杯500c.c.的精力湯，過一會兒餓了，再吃一片全麥麵包。午晚餐之間，我會吃份水果，當做下午茶，以防餓了亂吃東西。

全食物怎麼吃？

「攪拌」是最好的方式

吃什麼很重要，怎麼吃同樣重要。全穀類、蔬菜、水果和各種豆類、堅果、種子是好食物，但每天要攝取30種，六大類都要吃到，還要蔬果5、7、9，最好是保持全食物狀態，更不要因為錯誤的烹調方式而流失營養，甚至產生毒素，這對忙碌的現代人可真不簡單。

怎麼吃最好呢？同樣吃蔬果、芽苗、豆穀這些平凡的靈芝草，並因此改善自己健康，又幫助很多人恢復健康的安博士認為，「攪拌」（blending）是最好的方式。

她在其著作 *The Blending Book* 裏寫到，所有剛開始嘗試她這套飲食方式的人，最常問的問題就是：「為什麼所有食物都是生的和攪碎的？」她說：「我推廣的不是生的食物（raw food），而是有生機的食物（living food）。」至於為什麼要攪碎？她的回答是，這是使食物容易消化吸收，又能保存所有

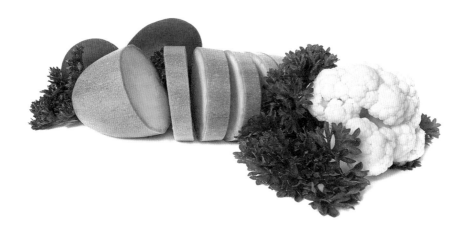

營養，最簡單又有效率的方法。她說：「新鮮的蔬菜、水果、全穀類、芽菜、種子、堅果，含有所有能夠對抗疾病的營養，如果把它們充分攪碎後吃下，保證能吸收到全部的營養，但是不當的烹調方式卻會破壞營養。」

而且她認為，這種方式對生病的人和健康的人都有好處。對病人來說，攪碎的食物很容易消化吸收，可以減少身體負擔，把省下來的體力花在幫助身體痊癒上。同時生病的人除了所患的疾病之外，多半還伴隨有嚴重的消化問題，所以迫切需要能有效解決營養吸收的辦法。「攪拌」就是最佳解決方案，因為它可以很容易地讓你吸收到所有你需要的完整營養。

如果你沒生病，「攪拌」可以讓你一直保持健康。攪碎了的充滿生機的食物，富含維生素、礦物質、酵素，和其他的營養成分，同時它們又非常容易消化吸收，能供應更多能量，讓你的身體保持在巔峰狀態。

來到安博士健康中心的學生，多半是醫療院所放棄治療的重病患者。安博士發現他們罹患各式各樣不同的病，但相同的是都有嚴重的消化吸收問題。當中心供給他們攪碎了的、富含營養又容易消化的食物，他們的健康都有明顯的改善。

　　安博士發現一般人在吃飯的時候，很少細嚼慢嚥，甚至是狼吞虎嚥，因此唾液中的澱粉酶往往來不及發揮作用，食物已經吞下肚了，所以當這些食物通過消化道的時候，還沒有消化到能夠完全轉化的狀態，當然其中所含的營養素也無法被身體完全吸收，有些變成廢物排出體外，有些甚至變成毒素積存在體內。飲食習慣長期不良，會導致腸胃系統出問題，而安博士認為「腸胃系統不良的人，是絕對不會健康的」。

　　對這點我深有同感。我認為自己會成為「藥罐子」，起因就是飲食習慣不良，加上緊張帶來的精神壓力，使得腸胃出問題，導致消化不良，引發各種毛病。幸而後來開始喝安博士和雷久南博士推薦的精力湯，得以改善身體。

　　我喝精力湯到目前為止已經二十年了。在找到好的調理機之後，我發現不僅精力湯口感更好，也吃到了更多營養，印象最深刻的是兩次懷孕的比較。

　　我的大女兒是在我先生開完刀後三年生的。當時我的身體

還不太好，懷孕期間，我每
天一杯牛奶、吃維生素，但
是仍抽筋得厲害，常常半夜
因為抽筋痛醒，甚至痛得流
下淚來。生完女兒很開心，
也開始喝精力湯保養身體，
沒想到喝著喝著，我又意外
懷孕了。這次我不喝牛奶、
不吃維生素，每天早上一大
杯精力湯，外加一片全麥吐
司、一粒水煮蛋。沒想到這
回我一次也沒抽筋，順利的
產下一個健壯的小子，我開
心的稱他「精力湯寶寶」。

　　這幾年體檢發現我的高
密度膽固醇，也就是好的膽
固醇，比一般人高很多，醫
師覺得很奇怪。後來我想起
曾經讀到一篇文章指出，吃

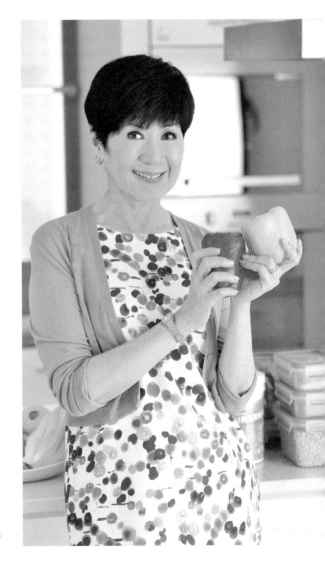

全食物怎麼吃？

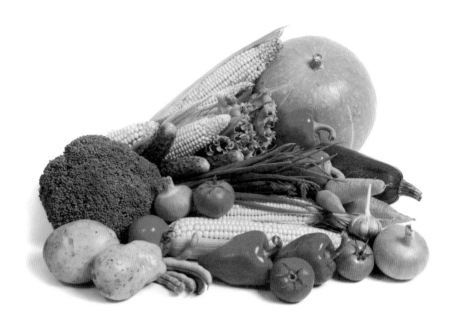

蛋的時候如果搭配含有豐富膳食纖維的食物，就會把膽固醇變成高密度的膽固醇，能幫你的身體進行良好的生化作用。原來我就因為常在喝完精力湯之後吃水煮蛋，所以無意間證實了這個理論。

很多人對精力湯有誤解，覺得它一定是寒涼、冰冷的，其實精力湯也可以是溫熱的，而且可以配合體質的寒熱來調整搭配的食材。

其實，我照顧全家人健康的方法，就是堅持每天早上一杯精力湯，除非出國，很少間斷。因為它非常簡單容易，只要到有機店買齊了材料，再加上一台得心應手的調理機，就可以開

始了。每天只要幾分鐘就能為一天的營養奠定很好的基礎，所以可以作為改變飲食習慣、邁向健康的第一步。

少量多餐

安博士建議，少量多餐是最好的飲食方式，「餓了就吃，不餓就不要勉強進食，緊張和憤怒的時候絕對別吃。」《論語》說：「食不言。」安博士也不贊成吃飯的時候交談，她認為談話的內容往往是負面的，那也會形成壓力，跟吃飯所需要的寧靜氣氛不合。

雖然把營養的食物攪碎，是最容易消化吸收的方式，但是仍然需要嚼食固體的食物。安博士自己的經驗是70％攪碎，30％嚼食；我正好相反，是30％攪碎，70％嚼食。不過，正如安博士所說，「每個人都有不同的需求，所以每個人都得向自己的身體學習。」

有些人認為水果、生菜用嚼的吞下去比較好，可是根據安博士的研究，「食用打碎的生鮮蔬菜泥，效果比嚼食生菜沙拉有效。事實上，如果有好工具，能將營養均衡的食物迅速打成泥，這種食物將有助於人體吸收完全的營養，這是提升免疫能力，克服各種疾病的良方。」

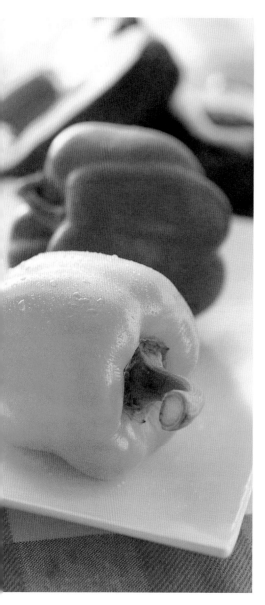

這種飲食方法除了低脂高纖之外，還有一個好處，那就是可以連皮帶籽，攝取到最豐富的植化素，並且補足植物性飲食的量。

蔬果 5、7、9

本身也是醫師的台灣癌症基金會執行長賴基銘指出，每天吃足蔬果5、7、9份，不僅可以減少癌症發生的機會，還可以減少六成中風，減少四成黃斑部病變，更減少三到七成阿茲海默症（老年癡呆症）的機會。不過賴基銘強調：「天然蔬果才有效」，不贊成使用維生素等營養補充品，「因為越來越多的研究證實，經過萃取的營養素是無效的。」

國民健康署近年來也大力提倡「蔬果5、7、9」，也就是學童每天應攝取5份、少女及女性攝取7份、青

少年及男性攝取9份蔬果。一份是多少呢？生菜沙拉鬆鬆的一碗，大約100克；煮熟蔬菜半碗；拳頭般大小的水果，大約150克，或飯碗八分滿；或是250c.c.的全果汁。最好是每天各種顏色的蔬果全吃到。目前沒有研究證實，個別食物或化學物質，能單獨發生抗癌作用，各種營養素共同發揮的綜效，對健康才最有好處。事實上，蔬果穀物和豆類裡，還藏有許多秘密等待人類去發掘。

　　不過不管吃多好的食物，仍然需要一段時間才能改變體質，不要期望它像仙丹。俗語說「病來如山倒，病去如抽絲」，其實病灶已經累積了很長的一段時間，只是你的身體和器官還在苦苦撐著，直到最後才倒下，因此要去除病因也要花很長的時間。醫師只能治療或改善你的症狀，要恢復健康，一定要從飲食、作息和運動去調整。記得聽人說過，除了腦細胞和心肌細胞之外，全身的細胞大約七年全部更新一次，我覺得相當有道理，因為我算算從我開始採取行動，到我真正覺得很健康，也花了七、八年的時間。

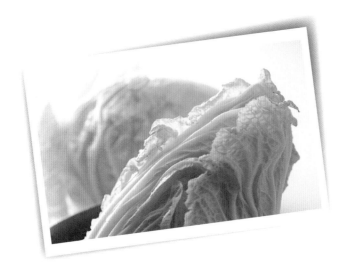

　　很多人擔心蔬果連外皮一起吃會吃進農藥，所以我們最好選有機種植的蔬菜水果，或者一定要沖洗乾淨。但是現在農藥非常氾濫，有些農民因為噴農藥容易中毒、生病，乾脆把農藥灑在土裏，或建個大水池，把農藥加進去，藉自動噴水系統來噴灑農藥。所以只剝掉外葉、去除外皮，能不能去除農藥，也很讓人懷疑。

　　濫用農藥不只傷害人們健康，也傷害了這片土地，使它日益酸化、貧瘠甚至死亡，我認為這才是最不愛台灣的行為。我希望農政單位能給農民多一些輔導和協助，幫助他們用有機或自然的方式耕種，讓更多人能吃到健康的農作物，也救救這片土地，讓它恢復生機。

　　所以，適當的飲食並不是一時的健身時尚，它應該是一種生活方式。

「吃什麼？怎麼吃？」看起來是很個人的事，誰也管不著，很多人自己不關心，也不想讓別人插手。但是「吃得對不對？吃得好不好？」小則影響一個人的健康，中則關係一家人的幸福，大則影響一個國家的競爭力。

　　記得有一年，我在兩個星期之內分別走訪美國和日本，在美國舉目望去，平均每三、四個人之間，總有一個超級胖哥或胖妹；但是在日本滿街人潮中，要找個胖子還不多見。肥胖引起的慢性病，差一點拖垮美國經濟，難怪他們要把肥胖列為危害健康的頭號殺手；而日本則以國民平均壽命最長聞名全球。美、日國民的體型和健康有這麼大的差異，跟他們的飲食絕對有密切的關係。

　　這麼說來，還能不重視吃什麼？怎麼吃嗎？讓我們一起來發掘更多好吃、健康、又方便料理的全食物，讓你吃出健康、吃出美麗、吃出幸福。

我的秘密武器

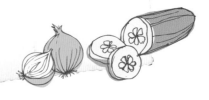

全食物調理機

安博士在 *The Blending Book* 這本書裏特別提醒,攪拌不是榨汁或打成果汁,攪拌是把全食物包括果皮、果肉、種子全部快速的打碎成泥,也就是一定要保留膳食纖維,因為膳食纖維對維護消化系統非常重要,同時這樣也才能把全食物的營養全部保留下來。她說:「維他美仕(Vitamix)調理機是我用過最好的調理機。」跟我的選擇一樣,讓我覺得很放心。

這部調理機是目前為止,唯一提出人體實驗數據的機器。美國營養專家史必樂博士在2003年發表研究指出,飲用這部調理機所打出來的番茄汁,比直接吃下一顆番茄或喝下一杯用普通榨汁機所榨的番茄汁,可以多吸收三倍以上的茄紅素。而祕密就在於它的整體設計能擊碎植物的細胞壁,釋放所有營養。

不過最初引薦我使用這台破壁調理機的,卻是《如何用營養擊退癌症》的作者奎林博士,他是一位營養學家,也是美

國一家癌症中心的副院長。他說他服務的癌症中心都會定時打蔬果汁給癌友喝，不過他提醒一定要喝全蔬果汁，而不要喝榨汁。因為喝一杯同時包含植物化學素和膳食纖維的全蔬果汁，營養成分比喝八、九杯榨汁還高，而且不像榨汁會有血糖升高的問題。他還說維他美仕就是一部全食物調理機，能幫助我們吃到全食物的全營養。

　　我放下書，立刻去買了一部，果然好用，而且打出來的

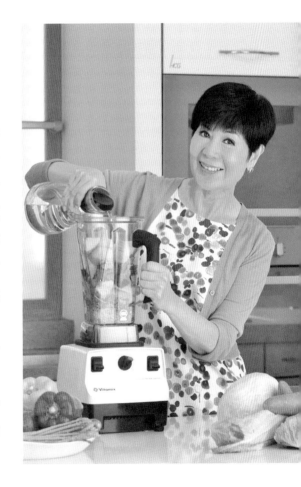

蔬果汁口感特別好。過去我用一般果汁機打精力湯，老公都皺著眉或捏著鼻子喝，自從改用這部調理機之後，老公說：「精力湯變好喝了。」於是就從那時一直喝到現在，有二十年了。除了環保耐用，特別讓我放心的是它的容杯是用無雙酚A的材料做成的，經過美國「國家安全衛生基金會」認證，無毒、易於清洗，而且不會因草酸、果酸、熱水的侵蝕，產生有毒的化學物質，讓我吃得很安心。更好的是它什麼都能打，蔬果泥、豆穀漿、冰淇淋、芝麻醬，還可以做糕點，一台可抵好幾台。讓我很容易隨時為家人變出幸福料理，書裡的許多食譜也是利用它獨特的性能完成的。

活水機

不論是清洗或浸泡，使用的水都很重要。蔬果如果要連皮吃或生鮮打精力湯，建議使用已過濾、可生飲的好水清洗乾淨，以免自來水中的氯附著於蔬果上。

事實上，水對健康非常重要，人體百分之七十是水，很多生理活動如細胞繁殖、新陳代謝、血液循環、消化食物、輸送營養、排泄廢物、調節體溫、眼球活動及皮膚滋潤等……都必須依賴水來完成。

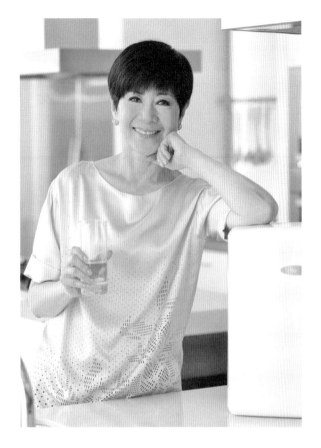

為了尋找一台好的濾水器，我花費了許多心力，除了收集資料、走訪專家之外，還到處考察。記得有一年我應邀到花蓮羅山村做客，體驗那兒的有機生活，最驚艷的是我的味蕾。那裏的食物滋味特別好，就連再平常不過的白米飯、青菜，都香甜可口，讓人忍不住一碗接一碗。

我好奇的請教當地人，為什麼這兒的食物風味這麼好？他們異口同聲的說：「除了有機種植和陽光充足之外，最重要的是這兒的水特別好。」禁不住我的要求，他們帶我到當地飲用和灌溉水源羅山瀑布一探究竟。茂密的原始森林裏，羅山瀑布像一道銀鍊自天而降，清澈的溪谷裏，密布著麥飯石。當地人撿起一塊，告訴我這就是這裏的水和食物特別好吃的原因，因為經過麥飯石等礦質地層，層層過濾，讓這兒的水特別純淨甘甜。

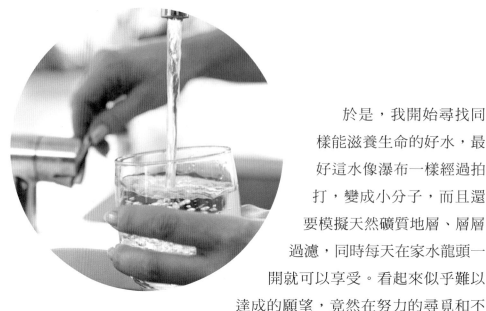

於是，我開始尋找同樣能滋養生命的好水，最好這水像瀑布一樣經過拍打，變成小分子，而且還要模擬天然礦質地層、層層過濾，同時每天在家水龍頭一開就可以享受。看起來似乎難以達成的願望，竟然在努力的尋覓和不斷的改良之下達成了，我終於找到一台為台灣水質，也為我量身打造的活水機，水分子團經過檢測只有3奈米，第一口喝到那甘甜清冽的活水時，我既開心又感動。

更難得的是，我把這好水跟標榜來自富士山的天然礦泉水作盲測，發現它口感一點都不輸高價礦泉水，實際測量下來，兩者的礦物質和酸鹼度也很類似。所以我常開玩笑，我可是把富士山搬回家了，隨時都可以享受媲美富士山或羅山瀑布的礦泉。我還用它來洗米、洗蔬果、泡黃豆、泡高湯、泡茶，希望所有食物經過清洗、浸泡，更能帶出它們潛藏的好味道。

喝純淨、甘甜的小分子礦泉活水，的確能加速吸收、促進身體新陳代謝。這得歸功於2003年諾貝爾化學獎得主阿格雷和

麥金農的研究，他們在細胞膜上發現了水通道，這是個非常狹窄的通道，並不是所有的水都能順利地通過細胞膜水通道進出細胞，要排成單一縱列才能進入細胞。小分子團水的水分子直徑與細胞膜水通道的直徑相近，比起大分子水團消耗更少能量就穿過細胞膜。同時細胞膜上還有離子通道，能過濾及允許特定的離子，以每秒成千上萬的數量迅速進入細胞膜，並不是像傳統認知的要經過消化系統緩慢吸收。因此經過礦化處理、含有離子化礦物質的水分子，就能快速通過離子通道。

更好的是，回復天然面貌的水分子，也帶著最純淨美好的訊息，進入我們身體，滋養我們的心靈。所以喝好水和存好心，都會讓我們的身心健康大幅提升。

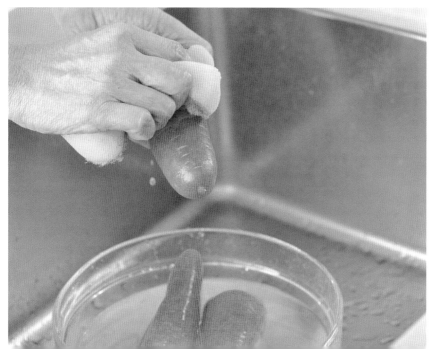

鍋具及其他

　　和全食物調理機同樣好用又耐用的是電鍋，我用它來煮五穀飯、煮黃豆、蒸菜和魚、燉湯、蒸糕點。既不用看時間，也不用擔心火候，還可以一面煮飯一面蒸菜。

　　如果要煮五穀飯和豆子，一個安全又好用的快鍋，是值得投資的，不僅可以縮短烹煮時間，還可以破壞豆類的短鏈蛋白，減少消化道脹氣。有人擔心快鍋不安全，不過隨著科技進步，快鍋的安全性也有長足進步，可以仔細挑選。

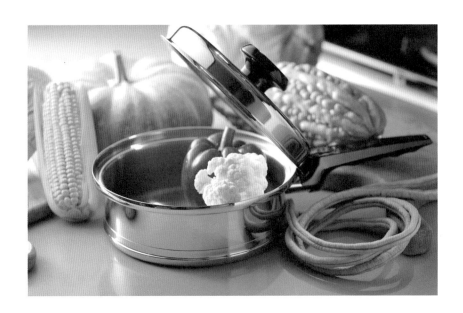

要保留食物的香氣和口感，還可以選擇不鏽鋼複合金鍋，只要掌握烹調技巧，不僅可以做到少油減水，讓食物更健康，也可以更好吃。

　　一個小磅秤也是必要的工具，可以幫助你精確掌握每樣食材的份量，尤其經驗還不夠時，這個小工具能幫助你避免失敗。

　　我也喜歡計時器，按下時間，可以放心做別的事；時間到了，計時器會叫喚你。既不用時時刻刻記掛，也不會因為忘記時間誤事，在料理的時候，身心都輕鬆多了。

聰明做好食材管理

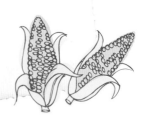

　　我日常使用的食材多是生鮮蔬果，事前的清潔必須格外謹慎，做好「食材管理」，可以讓準備工作變得很有效率。這樣一來，每個人都能輕鬆實踐這套方便、有效的全食物養生法。

好好清洗，保留營養又安心

　　一顆蘋果含有389種植化素、一根胡蘿蔔含有490種植化素，絕大部分都在表皮或接近表皮的地方。削掉皮再吃，會浪費多少營養呢？不過，有很多人擔心農藥殘留的問題，而對吃全食物卻步。其實這中間沒有對錯，吃得安心最重要。

　　新鮮蔬果要吃得安心，來源很重要，所以一定要關心自己吃的食物，是怎麼來的。近年來政府推動農產履歷，以及生產者直接與消費者互動，都能讓消費者更清楚食物的種植和處理過程。

　　其次，就是要好好清洗。尤其精力湯的食材有一大部分是

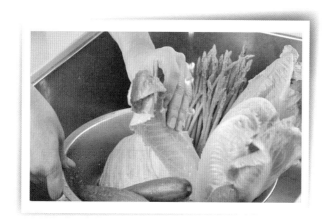

生鮮蔬果，為了避免細菌、寄生蟲引發感染，事前的清潔工作就得格外謹慎。

通常有皮的蔬果，像是番茄、葡萄、芭樂、梨子，我會先沖掉灰塵，再在半盆水裏噴兩下天然的「橘寶清潔劑」，稍加浸泡，將農藥解離，再用清水沖洗乾淨，最後用流動的過濾好水沖洗15分鐘，瀝乾之後放保鮮盒保存，要用時再分切。

皮比較厚或硬的食材，如蘋果、甜菜根、胡蘿蔔等，除了浸泡在橘寶溶液的時間會稍微拉長3~5分鐘之外，還要進行「刷皮去蠟」工程，利用硬毛鬃刷或專門刷洗蔬果的菜瓜布，去除表層的食用蠟和髒汙。其他像是小黃瓜、青椒、苦瓜等表皮凹凸不平、不易洗淨的蔬果，則建議以軟毛刷子或木漿海綿刷洗過，沖洗乾淨後，再用流動的過濾好水沖洗15分鐘。即使是鳳梨、木瓜、橘子、柳橙、奇異果等不吃外皮的水果，我也會洗過再切，以免外皮的髒污污染果肉。

清洗小幫手：橘寶

二十年前我剛開始喝精力湯時，因為害怕農藥、果蠟，水果多削皮後再打精力湯，後來經林碧霞博士引薦使用「橘寶」清洗，才真正落實全食物的理念。多年的使用經驗，讓我覺得「橘寶」真是寶，它是由食品級的橘子油調製而成，不含化學添加物，洗淨力卻超強，而且完全不用擔心殘留或餘毒會傷害身體、污染環境。它還可以用來洗碗，清理廚房、浴室，不僅用量省、清潔力強，還有淡淡的橘子香。我推薦給許多朋友，他們都很喜歡。

至於葉菜類的洗滌，切忌浸泡，尤其不要加鹽浸泡，以免溶解於水中的農藥又從葉片的斷裂面滲入，反而囤積毒素。最好的辦法還是不斷地以流動的水沖洗，稀釋表面的農藥濃度。

我通常會把買回來的蔬菜，先用自來水沖掉泥土和灰塵，接著按照生長形態，根在下、葉在上，放在盆中用流動過濾好水沖洗15分鐘。像高麗菜和捲葉萵苣，則會剝除外面老葉，在根部劃十字，創造一個新傷口，讓它的葉片吸收純淨的好水，自我潔淨。

沖洗乾淨後、瀝乾，就可以裝在保鮮盒放冰箱保

存。要用的時候拿出來，摘除不可食用的部分，再用流動的過濾好水沖洗一下，就可以分切放進調理機或下鍋了。

芽菜類由於生長期短，幾乎沒有化肥、農藥問題，可用流動的過濾好水沖洗15分鐘，瀝乾之後用保鮮盒放冰箱冷藏。

我也推薦蔬菜瀝水器，不僅可以快速瀝乾水分，而且由於農藥溶於水，所以在瀝乾水分的時候也甩掉更多農藥。

至於化療或免疫力較差的人，可將水燒開後關火，將蔬菜放入水中快速汆燙一下，這樣也可以去除蟲卵的疑慮。

善用保鮮盒，冰箱變超市

全食物飲食雖然需要的食材很多，但只要妥善規劃，準備工作也能很有效率。

生鮮蔬果類

為了省水、省時間，我通常一次會清洗一週需要的蔬果量，瀝乾水分後，放在保鮮盒裡冷藏，要用時再分切。需要去皮切塊的水果，像是鳳梨、芒果，由於處理上比較複雜，我通常會先切好；如果份量太多，可放入冷凍庫，等要用時再取出退冰，延緩其發酵速度。

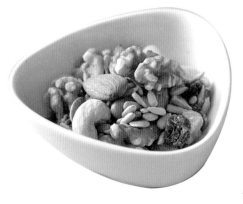

堅果、種子、乾果類

可一次買幾種，取適當份量混合，用密封性強的保鮮盒放冰箱冷藏，需要時隨手取用。

五穀、豆類和根莖類

可以一次蒸煮一個月的量，再按每次需要量用密封保鮮盒分裝，放在冷凍庫保存。重要的是五穀和豆類洗淨之後，一定要加入好水浸泡，啟動它內部的酵素，將大分子的營養轉化為小分子，既方便人體消化吸收，滋味也會更鬆軟可口。

通常糙米等五穀類，大約浸泡3~4小時就可以了；黃豆、黑豆需要的時間比較久，為了避免發酵，可以放入冰箱冷藏。

記得在一個公開的分享會上，我現場提問：「糙米為什麼要先泡水呢？」有位聽眾馬上舉手說：「是為了叫醒它。」這個可愛的答案讓我印象深刻。而他也沒說錯，因為白米的胚芽和麩皮都被去掉了，可說是死掉的米；相較之下，糙米就是充滿營養素的「睡著的米」，在吃之前，先將豐沛的能量喚醒，我們也就接受了豆穀的生命力。

黃豆（黑豆）的浸泡與保存方法

黃豆用好水洗淨後，放保鮮盒中用好水浸泡（水是黃豆的二倍份量），放冰箱冷藏約10～12小時，中間可換一次水，既然泡水是為了催化酵素，所以不一定要泡到發芽，只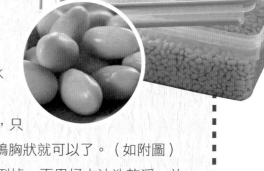要豆子的芽苞膨脹如鴿胸狀就可以了。（如附圖）

接著將浸泡黃豆的水倒掉，再用好水沖洗乾淨，放入電鍋內鍋，加入和黃豆齊平的水量，外鍋加2米杯的水，用電鍋蒸熟即可（也可用快鍋或電子壓力鍋）。

蒸熟的黃豆冷卻後，可用保鮮盒按每次需要量分裝，並放置冰箱冷凍庫保存，使用前一晚取出，放冰箱冷藏即可。

泡水催芽的器具和水質必須完全乾淨，以免壞菌滋生，切記勿用自來水浸泡黃豆，以免氯附著。

我烹飪界的好朋友Kevin & Claire擅長冰箱管理，我發現的確可讓烹飪更輕鬆省力。尤其在找到一種盒蓋和膠條一體成型，膠條還是用醫療級TPE材質製成的保鮮盒後，這套方法用起來格外得心應手。只要一週洗一次蔬果，既省時省事，又可以延長保鮮期。我曾經試過，一把洗好的青蔥放了一個月還很新鮮，難怪德國米其林主廚也用它來完成保鮮任務，認為這是愛地球最好的方式之一。

善用保鮮盒，做好冰箱管理，更把冰箱變成家中的新鮮超市，一盒盒洗好的新鮮蔬果，整齊陳列，隨時可以打一杯精力湯，端出一盤水果、一杯清脆的蔬菜棒，或捲個蔬菜手卷，讓家中成員肚子餓的時候隨時有好東西果腹，再也不會亂吃垃圾食物了。

做好蔬果清潔和食材管理，每個人都能輕鬆實踐這套方便、有效的全食物養生法。早上起來，再也不用為準備早餐手忙腳亂了。而你也可以隨時隨地扮演好大長今的角色。

看！
這就是我家冰箱，
真的很像新鮮超市吧！

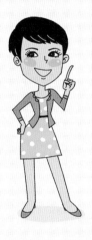

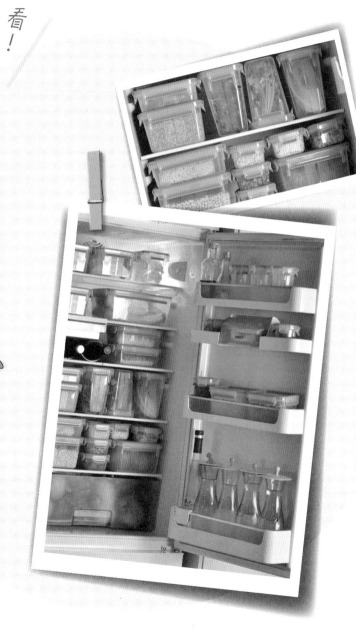

聰明做好食材管理

全食物是
最美味的飲食

PART 1

金質早餐

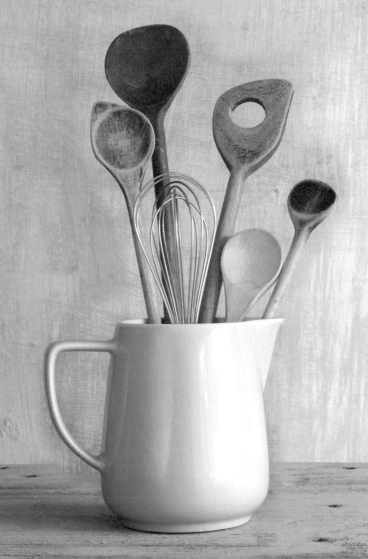

早餐是一天中最重要的一餐，最好在起床一個小時內吃。早上7點到9點，也是我們胃最活躍，最能吸收營養的時刻。

　　碳水化合物、蛋白質和脂肪都要均衡攝取，這樣就不會老是想吃而飲食過量，也能讓頭腦和情緒都保持在最佳狀態。

　　含有完整營養的精力湯是很好的選擇，也是我照顧全家人健康的法寶。

　　經過不斷研究改進，我把精力湯變多了，還要介紹營養最豐富完整的「超級精力湯」。

　　所謂「精力湯」是指由蔬菜、水果、芽菜、堅果、種子，經過充分攪拌而成的全蔬果汁，富含酵素、維生素、礦物質、植化素，低脂高纖，符合現代人低熱量、高營養的需求。

　　如果搭配全穀類和全豆類營養會更完整，還可以加進如白木耳等菇蕈類，或海珊瑚等海藻類，真正成為「全營養的全食物」。

　　所以只要是由這些「平凡的靈芝草」均衡搭配、混合打成的果汁或奶漿，都可以稱為精力湯。

你需要準備的材料包括：

1. 芽菜類：如苜蓿芽、青花芽苗、豌豆苗、紫高麗菜……等，任選一～二種

2. 蔬菜類：如萵苣、高麗菜、胡蘿蔔、番茄、南瓜、蓮藕、苦瓜……等，最好是當地當季的

3. 水果類：如柳橙、蘋果、奇異果、鳳梨、香蕉、火龍果……等，任選一～三種

4. 堅果類：核桃、杏仁、腰果、芝麻、南瓜子、亞麻仁籽……等（混合的最好）

5. 乾果類：如葡萄乾、藍莓、蔓越莓、枸杞子……等（血糖高者宜避免）

6. 全穀類：如糙米、小米、燕麥、蕎麥、黑糯米、薏仁等煮成的五穀米飯

7. 全豆類：如黃豆、黑豆、毛豆、紅豆、綠豆、小扁豆……等（需煮熟）

8. 海藻類，如海帶芽、海珊瑚，含有豐富的礦物質與微量元素

9. 菇蕈類，如白木耳、黑木耳、金針菇、舞菇，含多醣體和微量元素

10. 其他營養補充品，如綠藻粉、大豆胜肽（優質蛋白質）、小麥胚芽（維生素E）、啤酒酵母（維生素B群）

其實蔬菜水果家裡隨時都有，其他的也不一定要一次買齊，先從常用的芽菜類、堅果類或五穀類和豆類開始，跑一趟生機飲食店就行了。一次不要買太多量，可以一盒盒放在冰箱裏，要用再拿出來。這樣就比較容易達成每天吃到六大類、30 種食物的目標。

喝精力湯也有秘訣，可配合季節和體型作調整。

秘訣 1： 春夏多喝清涼的蔬果精力湯，秋冬多喝溫熱的穀類、豆類和根莖類的精力湯。

秘訣 2： 體型中廣的「大腹翁」，通常熱量過剩，血壓、血脂較高，屬於熱的體質，宜多喝蔬果精力湯。

秘訣 3： 小腹比較突出的「小腹婆」，通常新陳代謝比較差，手腳冰冷、血壓低，可以多吃溫熱的精力湯。

秘訣 4： 一般人最好每天喝不同顏色的精力湯，吸收不同的營養化學素，一個星期正好組成彩虹。或者早上喝蔬果精力湯，幫助大腸排泄，晚上喝溫熱的精力湯，補充體力。

或者配合季節，春天養肝，多喝綠色的蔬果汁；夏天養心和脾，多喝紅色以及黃色的蔬果汁；秋天養肺，多喝白色精力湯；冬天養腎，多喝黑色精力湯。

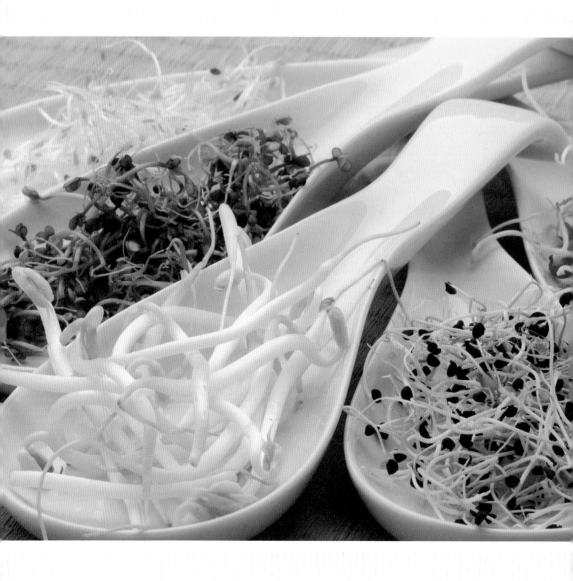

蔬果精力湯

早餐是一天中最重要的一餐，卻也是最常被忽視的一餐，尤其很難做到均衡多元，你可以從蔬果精力湯開始著手。

我的蔬果精力湯配方，通常是當季的三種蔬菜或芽菜，加上兩種水果，再加堅果。吃生鮮蔬果打成的蔬果精力湯，不僅能保留豐富的酵素，和遇熱容易破壞的營養素如維生素 C 和葉酸等，也能攝取到最多微量營養和膳食纖維，讓體力充沛、不易疲勞，幫助體內毒素加速排出。再加上混合堅果，含有多元不飽和脂肪酸，是最天然的好油，不僅讓蔬果精力湯營養更均衡，還能平衡蔬果精力湯的屬性，讓它不那麼寒涼。

春夏可以多喝清涼的蔬果精力湯來疏泄體內熱氣。病中、病後療養也可以用精力湯來補充營養、排除毒素、促進體內酸鹼平衡。

以下精力湯都適合全家大小（小孩三歲以上），不過腎臟病患者最好諮詢醫師或營養師，糖尿病患者要注意醣分比例。

食譜份量基本為三人份，可視需要酌量調整食材，濃稠度也可以用增減水量來控制。

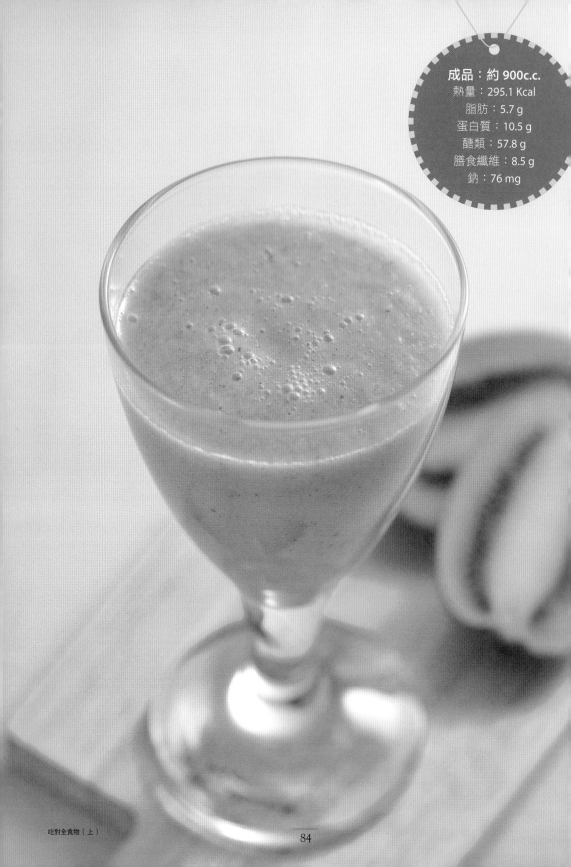

成品：約 900c.c.
熱量：295.1 Kcal
脂肪：5.7 g
蛋白質：10.5 g
醣類：57.8 g
膳食纖維：8.5 g
鈉：76 mg

綜合精力湯

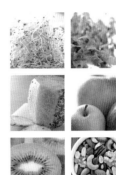

材料

1. 苜蓿芽 —————— 10g
2. 豌豆苗 —————— 10g
3. 鳳梨 —————— 200g
4. 蘋果 —————— 1顆
5. 奇異果 —————— 1顆
6. 綜合堅果 —————— 1大匙
7. 大豆胜肽 —————— 1大匙
8. 冷開水 —————— 350c.c.

 叮嚀

1. 這是我家歷史最悠久的精力湯。盡量使用當地、當季盛產的蔬果，因為它們最符合我們身體所需，酵素最豐富，風味最好，而且減少碳足跡。
2. 如擔心胃寒，前一晚將蔬果從冰箱取出置於室溫，或用40度以下的溫水打，既不傷胃，也不會影響酵素功能。
3. 如果體質較寒，可以加入薑片(一人3克)或炒過的糙米。
4. 習慣精力湯口味後，可逐漸增加豌豆苗或其他蔬菜的量，以增加蔬菜攝取量。

做法

將所有材料置入調理機容杯，蓋緊杯蓋，打約40秒鐘即可完成。

小常識

1. 芽苗是種子發芽產物，在初發芽階段酵素活性強，會合成多種維生素B（B6、菸鹼酸、肌醇），有益於人體維持充沛精力。尤其豌豆苗味道清香，很適合加在精力湯中，讓不愛吃菜的大人、小孩，補充足夠蔬菜的量，但易脹氣者一次不要加太多。
2. 蘋果健胃整腸，具雙向調節腸胃功能，既可防止便秘，又有止瀉作用。蘋果籽中因含少量氰化物，癌症化療患者和幼童不宜食用。
3. 營養學家建議每天至少攝取15公克的黃豆蛋白。大豆胜肽是將優質大豆蛋白酶解，變成小分子的胜肽，可以不經肝腎，由小腸直接吸收，並且有調節生理功能的作用，可用來替代黃豆，加在精力湯裏增添風味。

蔬果精力湯

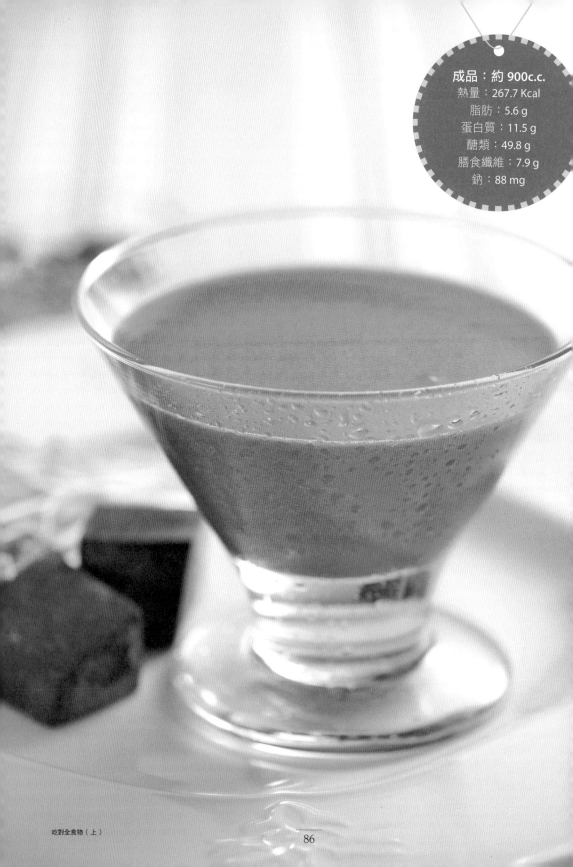

成品：約 900c.c.
熱量：267.7 Kcal
脂肪：5.6 g
蛋白質：11.5 g
醣類：49.8 g
膳食纖維：7.9 g
鈉：88 mg

紅粉佳人

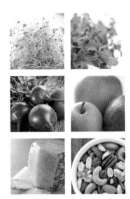

材料

1. 苜蓿芽————— 10g
2. 豌豆苗————— 10g
3. 甜菜根————— 50g
4. 鳳梨————— 200g
5. 蘋果————— 1顆
6. 綜合堅果———— 1大匙
7. 大豆胜肽———— 1大匙
8. 冷開水———— 350c.c.

做法

將所有材料置入調理機容杯，蓋緊杯蓋，打約40秒鐘即可完成。

小常識

1. 甜菜根含有豐富的鉀、磷和天然紅色維生素B12及鐵質，是婦女與素食者補血的最佳食物。同時甜菜根中的甜菜鹼，有降血脂與保肝作用，可以協助肝臟細胞再生與解毒。補血保肝，皮膚當然美美的，所以取名紅粉佳人。

2. 芽菜就是「發芽的種籽」，在發芽過程中，原來儲存在種籽中的蛋白質、脂肪與澱粉類，會轉化為維生素、礦物質、胺基酸與簡單醣類，更方便人體消化吸收。

3. 這杯精力湯有水果、蔬菜、芽苗和堅果，還加入容易消化吸收的優質蛋白質大豆胜肽，營養相當均衡，再加點全穀類，如燕麥糕、五穀飯糰或堅果饅頭、吐司，就是完美的早餐。

叮嚀

芽菜早在五千年前就被人類當作食物，它生長期短、容易栽培，不需要農藥、化肥，健康又安全，但食用前還是要洗乾淨，如果擔心生菌數，可以用開水汆燙一下。

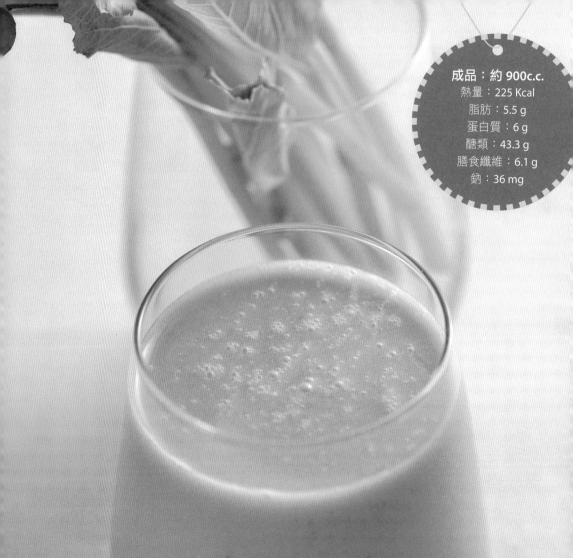

成品：約 **900c.c.**
熱量：225 Kcal
脂肪：5.5 g
蛋白質：6 g
醣類：43.3 g
膳食纖維：6.1 g
鈉：36 mg

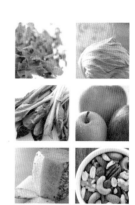

特調精力湯

材料

1. 豌豆苗 ———— 10g
2. 高麗菜 ———— 25g
3. 小松菜 ———— 40g
4. 蘋果 ———— 1顆
5. 鳳梨 ———— 150g
6. 綜合堅果 ———— 1大匙
7. 冷開水 ———— 350c.c.

做法

將所有材料置入調理機容杯，蓋緊杯蓋，打約40秒鐘即可完成。

叮嚀

通常加入調理機生吃的蔬菜，我都會用有機的，除了清洗乾淨，還可以將少量水燒開後熄火，將青菜汆燙1分鐘，以避免蟲卵，化放療患者或免疫力較低下者尤宜採取此步驟。

小常識

1. 鳳梨含鳳梨酵素，能分解肉類蛋白質，幫助消化吸收，還有清熱、解酒、降血壓等功效，鳳梨芯酵素最多，千萬別丟棄。

2. 小松菜含有胡蘿蔔素可以保眼，鈣質含量也很高，相當於菠菜的五倍。鈣可以預防骨骼疏鬆、舒緩鎮定神經，也是構成牙齒與骨骼的主要成分。

3. 高麗菜又稱甘藍菜，被稱為「廚房的天然胃藥」，因為它的維生素K1、U含有抗潰瘍因子，能修復體內受傷組織，可以預防和改善胃潰瘍及十二指腸潰瘍。維生素U還有解毒的功效，可以改善肝機能並減輕宿醉。

4. 堅果含有豐富的蛋白質和礦物質，同時含有人體必須的脂肪酸，可以降低膽固醇，減少心臟病的危險。

5. 所以這道精力湯可以說對眼睛、牙齒、骨骼、心、肝、腸、胃都有幫助。

蔬果精力湯

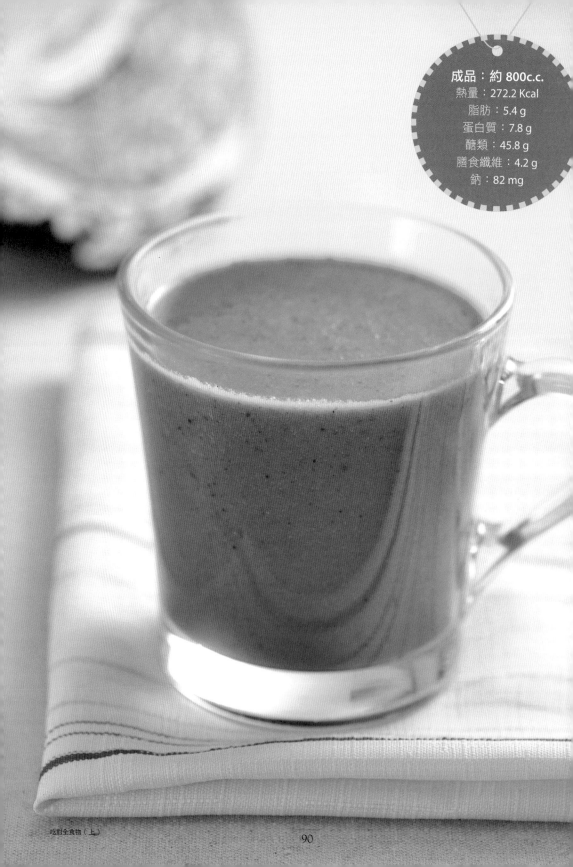

成品：約 800c.c.
熱量：272.2 Kcal
脂肪：5.4 g
蛋白質：7.8 g
醣類：45.8 g
膳食纖維：4.2 g
鈉：82 mg

紫色精力湯

材料

1. 苜蓿芽————— 10g
2. 紫高麗————— 15g
3. 藍莓————— 60g
4. 蘋果————— 1顆
5. 葡萄————— 150g
   （約15-18顆）
6. 綜合堅果——— 1大匙
7. 大豆胜肽——— 1大匙
8. 冷開水————— 300c.c.

做法

將所有材料置入調理機容杯，蓋緊杯蓋，打約40秒鐘即可完成。

小常識

1. 葡萄含有豐富的維生素、胡蘿蔔素、菸鹼酸等有機成分；葡萄皮更是寶，含有豐富的白藜蘆醇，能預防心腦血管疾病，還具有極強的抗癌能力。葡萄籽含有95%花青素是所有植物的冠軍。

2. 藍莓有抗氧化力極強的花青素，可保護細胞不受自由基攻擊而延長細胞壽命，因此可常保肌膚、血管彈性。藍莓又與蔓越莓一樣，有預防泌尿道感染的功效，且有豐富的維生素 A 與 C，有助皮膚修復與美白，還可以抗過敏。

叮嚀

1. 葡萄要買有機或套袋的，也可以用橘寶稀釋液浸泡、洗淨。葡萄最好用剪刀剪下，避免傷害果皮，易於保存。
2. 想增加蔬菜攝取量，可增加紫高麗的量。

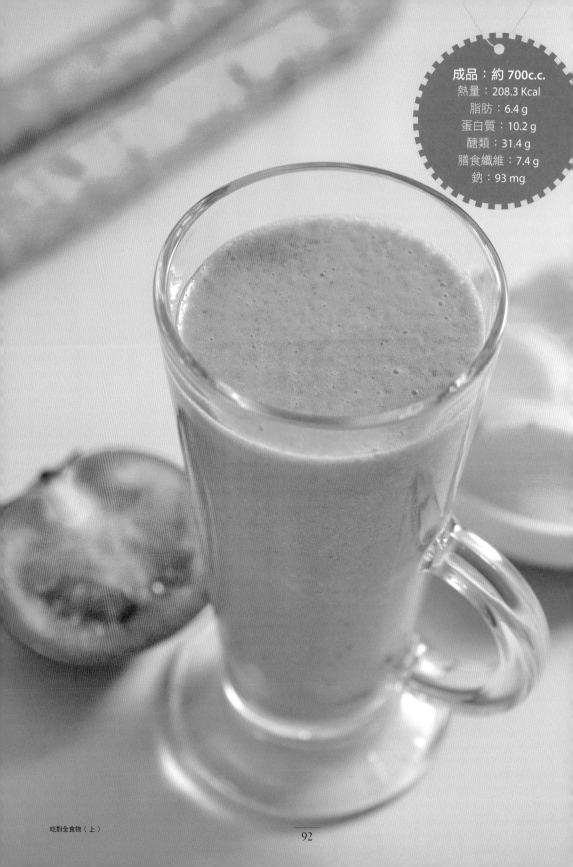

成品：約 700c.c.
熱量：208.3 Kcal
脂肪：6.4 g
蛋白質：10.2 g
醣類：31.4 g
膳食纖維：7.4 g
鈉：93 mg

特別適用：尿酸、血糖過高，高血壓、動脈硬化症、更年期婦女、免疫功能不佳、不喜歡太甜的水果者

番茄降壓精力湯

材料

1. 牛番茄―――― 2顆
   （約300g）
2. 山藥―――― 40g
3. 牛蒡―――― 40g
4. 綜合堅果―― 1大匙
5. 大豆胜肽―― 1大匙
6. 冷開水―――― 350c.c.

做法

將所有材料置入調理機容杯，蓋緊杯蓋，打約40秒鐘即可完成。

叮嚀

番茄可以用熱水燙一下，比較放心，也可以多吸收一些茄紅素，但千萬別剝皮，因為表皮茄紅素含量是果肉的三倍。生山藥易產氣，引起腸胃不適，容易脹氣的人要減量。也可加入檸檬，味道更適口。

小常識

1. 歐洲人說：「番茄紅了，醫師的臉就綠了。」根據美國研究，多吃番茄的人，平均罹癌率可降低四成；台大醫學院生化所研究，多吃番茄可大幅減少攝護腺癌、胃癌、腸癌、卵巢癌、子宮頸癌、乳癌的發生率。番茄內含茄紅素和微量元素硒，可以抗氧化，消除自由基，減少癌症發生的機率。含有高量的維生素C，可以養顏美容、預防感冒、牙齦出血。生吃可以保留較多的維生素C。

2. 山藥黏液蛋白能維持血管彈性，薯蕷皂素能調補氣虛增強體力，對於輕、中度糖尿病的消渴症，及高血壓患者，有相當大的幫助。牛蒡富含高單位的鈣、磷、鐵、維生素B、維生素C，以及高量的纖維質和菊糖(Inulin)，可調整腸道、軟化糞便，防止便秘。

3. 消基會曾調查市面上24種番茄汁，發現鈉含量和熱量都過高，所以還是自己現打的好。番茄也可以和芹菜、甜菜根、胡蘿蔔等一起打汁。

蔬果精力湯

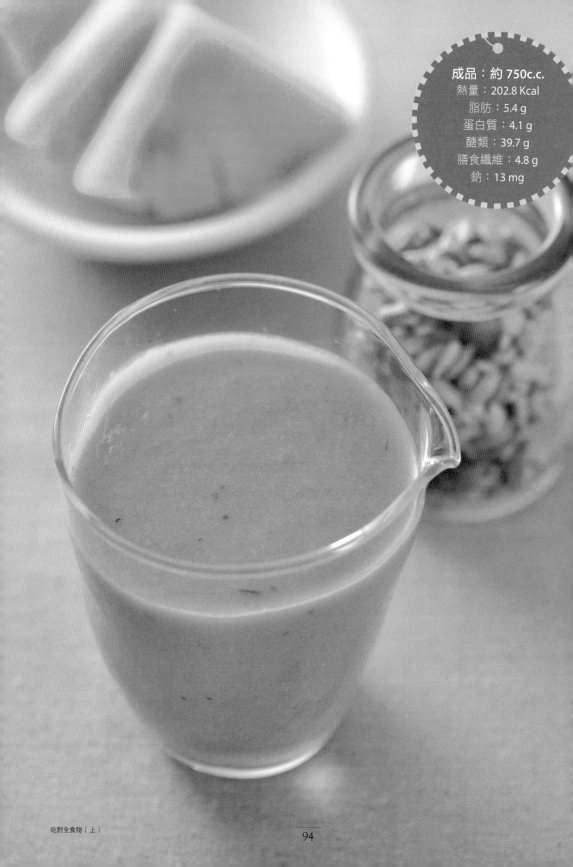

成品：約 750c.c.
熱量：202.8 Kcal
脂肪：5.4 g
蛋白質：4.1 g
醣類：39.7 g
膳食纖維：4.8 g
鈉：13 mg

特別適用：常吃高熱量、高脂肪食物的人。

結球萵苣精力湯

材料

1. 結球萵苣——— 40g
2. 鳳梨————— 150g
3. 蘋果————— 1顆
4. 綜合堅果——— 1大匙
5. 冷開水——— 350c.c

叮嚀

為增加蔬菜攝取量，可加入綠色芽菜，或有機小黃瓜。也可以用柳丁取代鳳梨。

做法

將所有材料置入調理機容杯，蓋緊杯蓋，打約40秒鐘即可完成。

小常識

1. 綠葉萵苣富含維生素B群以及鐵和鎂，有助消除疲勞，加上蘋果、鳳梨多纖，對久坐辦公室缺少活動者，或常吃高熱量、高脂肪食物的人，有促進新陳代謝作用。

2. 萵苣更含有80％以上的矽，可助長皮膚、毛髮、指甲發育，常吃可防止毛髮脫落，使秀髮烏黑柔軟，飲用生汁或生食效果更顯著。

3. 鳳梨含有豐富酵素，可以幫助人體代謝；歐洲研究多吃富含酵素的水果有助防癌。有機鳳梨皮刷洗乾淨可用來熬高湯，非常香甜。

蔬果精力湯

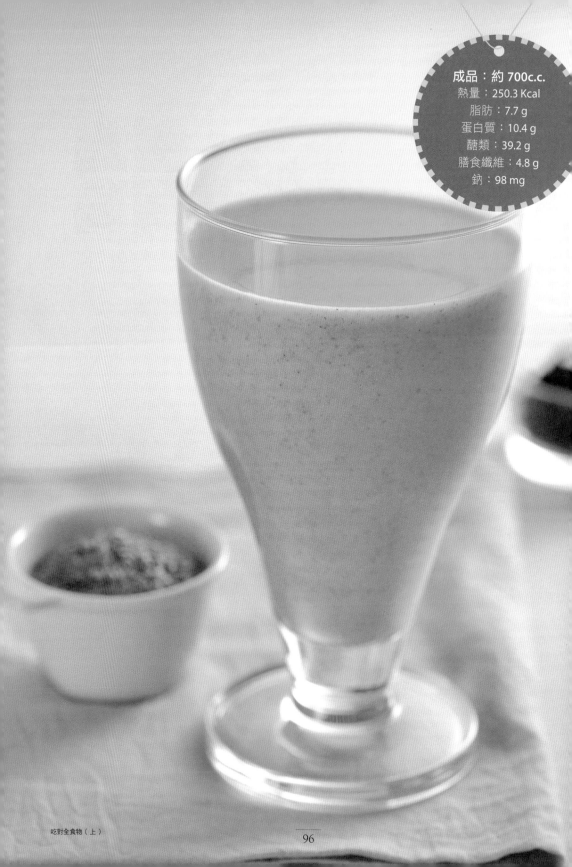

成品：約 **700c.c.**
熱量：250.3 Kcal
脂肪：7.7 g
蛋白質：10.4 g
醣類：39.2 g
膳食纖維：4.8 g
鈉：98 mg

超級精力湯

材料

1. 結球萵苣 —— 20g
2. 青花芽苗 —— 10g
3. 鳳梨 —— 80g
4. 蘋果 —— 半顆
5. 五穀飯 —— 50g
6. 綜合堅果 —— 1大匙
7. 亞麻仁籽 —— 1大匙
8. 海帶芽 —— 1茶匙
9. 大豆胜肽 —— 1大匙
10. 溫開水 —— 500c.c.

做法

將所有材料置入調理機容杯，蓋緊杯蓋，打約40秒鐘即可完成。

叮嚀

超級精力湯顧名思義就是營養豐富、組合完整，設計給癌症、慢性疾病患者，或者想在一杯精力湯內補充完整營養的人，所以它以營養取勝，但口味也不錯。

小常識

1. 五穀飯提供醣分、大豆胜肽提供胺基酸、堅果提供油脂，此精力湯包含了均衡的三大熱能營養素，有助於體能恢復，適合老年無牙、牙周手術後、癌症病患無食慾等患者飲用。

2. 根據約翰霍普金斯大學的研究，青花椰菜所含的化合物，可以讓60%的受試者達到預防腫瘤的效果，也讓75%的腫瘤患者腫瘤縮小，所以被認為是抗癌第一名的蔬菜。青花芽苗是青花椰菜的幼苗，抗氧化力比青花椰菜還強。

3. 亞麻仁籽是植物中omega-3脂肪酸的最佳來源，也是木質素的主要來源。木質素是植物雌激素，會影響體內雌激素的平衡，可以預防乳癌。不過亞麻仁籽的油脂很快就會變質，所以最好要吃前才加在食材裏，運用調理機的破壁效果，現打現吃。

4. 胜肽參與各種細胞功能的調節，添加大豆胜肽，人體容易吸收，有助體力恢復。

蔬果精力湯

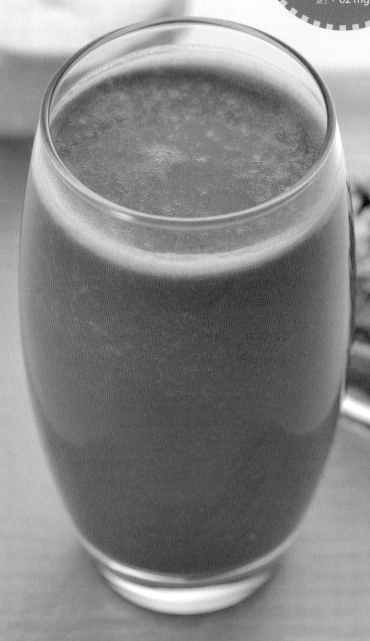

成品：約 500c.c.
熱量：143.1 Kcal
脂肪：5.2 g
蛋白質：4.8 g
醣類：22.6 g
膳食纖維：6.1 g
鈉：62 mg

花漾寶盒

材料

1. 紫高麗苗 ——— 20g
2. 甜菜根 ——— 15g
3. 胡蘿蔔 ——— 60g
4. 芭樂 ——— 1/4顆
   （約60~90g）
5. 鳳梨 ——— 70g
6. 綜合堅果 ——— 1大匙
7. 冷開水 ——— 200c.c.

做法

將所有材料置入調理機容杯，蓋緊杯蓋，打約40秒鐘即可完成。

小常識

1. 紫高麗苗富含花青素、前花青素等多酚物質，保護細胞免受自由基的傷害，且維生素A、C的含量豐富，有助於膠原蛋白的合成，促進傷口癒合，能保護視力、預防癌症。

2. 芭樂熱量低，纖維多，水份高，其中維生素C含量高達330多毫克，只要吃鮮果100克就可滿足一天維生素C的需要量，可促進胃腸道黏膜細胞快速修復，減少放療、化療期間腹瀉的情形。果皮的維生素C含量最多，所以千萬不要削皮。種子含鐵量是熱帶水果中最多的，所以不要挖掉，一起加入調理機打成綿密的果汁或果泥，可以吸收最多營養，但便秘的人不要加。

3. 胡蘿蔔含有高達四百九十多種的植物生化素，尤其β-胡蘿蔔素含量豐富，還有多量的鉀、鈣、鎂、鐵等礦物質，以及維生素A、B、C，它還含有一種特殊成分，有助於降低血糖，所以被稱為「窮人的人參」。

蔬果精力湯

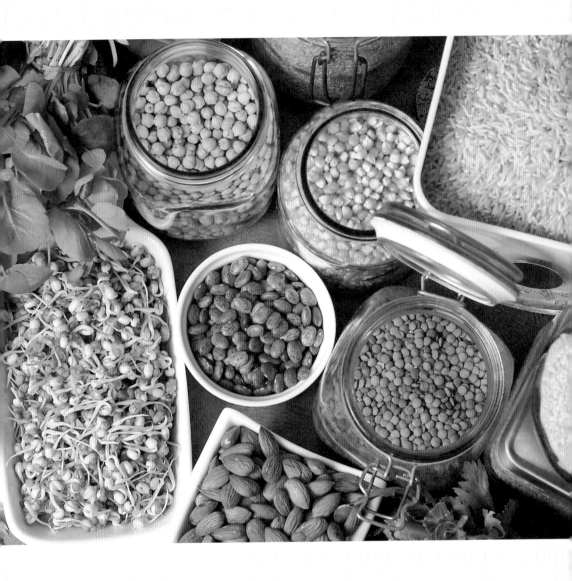

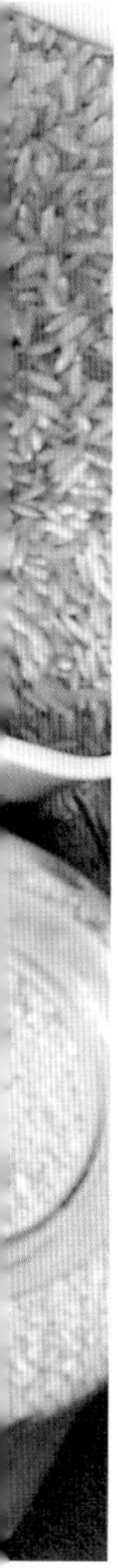

豆奶漿

用五穀、豆類、堅果和根莖類打出來的濃稠漿汁，
也是營養豐富的全食物。尤其大豆加糙米，可以提
高蛋白質的利用率達 40%，是素食者最佳蛋白質來
源。秋冬可以多喝溫熱的奶漿取代蔬果精力湯。成
長期的兒童、銀髮族和病中病後、身體虛弱的人都
可以用奶漿來補充營養。

尤其一些無法用牙齒正常咀嚼或吞嚥的人，如無牙
老人、植牙、牙齒矯正後病人，無意識需管灌餵食
病患、術後或病後體弱無法咀嚼者、癌症治療後口
腔潰爛無食慾者，這些患者所需營養素與熱量往往
遠大於正常人，但礙於無法正常咀嚼，使得食物攝
入量減少，長期會導致營養不良，病人的痊癒會更
慢。因此以五穀、大豆為主要熱量來源，搭配堅果、
蔬果，提供其他必須營養素，並用調理機製成奶漿
液狀以便於進食，就成為改善營養的最佳方法。

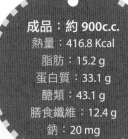

成品：約 900c.c.

熱量：416.8 Kcal

脂肪：15.2 g

蛋白質：33.1 g

醣類：43.1 g

膳食纖維：12.4 g

鈉：20 mg

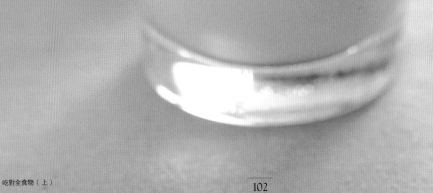

特別適用：正值更年期的婦女，體弱的老人和發育
中的兒童

全豆漿

材料

1. 蒸熟黃豆———— 180g
2. 糙米飯———— 50g
3. 原色冰糖———— 1大匙
4. 熱開水———— 600c.c.

做法

將所有材料置入調理機容杯，蓋緊杯蓋，
打約1分半鐘即可完成。

叮嚀

1. 喜好原味者可免加冰糖。加
   入少許吃剩的糙米飯或五穀
   米飯，可防止脹氣，口感也
   更滑順。
2. 黃豆、黑豆都屬於大豆，可
   以替換使用。用蒸熟等量的
   黃豆、黑豆、紅豆一起打
   漿，口味更好，也可增加B
   群和鈣、鐵含量，適合素食
   者補充營養。
3. 為求方便，可一次浸泡、催
   芽、煮熟約二星期到一個月
   的用量，再按每次份量，分
   裝保鮮盒放置冰箱冷凍室備
   用。
4. 如從冷凍庫取出直接打，可
   加熱開水，風味較佳。如事
   先已退冰，則可添加溫水或
   冷開水。

小常識

1. 黃豆含豐富蛋白質，可幫助身體組織的建
   造；鈣質可使骨骼更緻密；卵磷脂幫助神
   經鞘膜的建造，影響腦神經的發育；異黃
   酮可舒緩更年期的不適。因此無論對發育
   期孩童或是邁入衰退的老年人，黃豆實在
   是全方位營養的食物。
2. 飲用豆漿必須連渣都一起食用，才能攝入
   完整營養素。也必須完全煮熟，未煮熟的
   豆漿中含有胰蛋白酶和皂角素，會引起噁
   心、腹瀉等中毒現象。
3. 痛風發作期、肝腎功能不全者，豆漿不宜
   過量。

豆奶漿

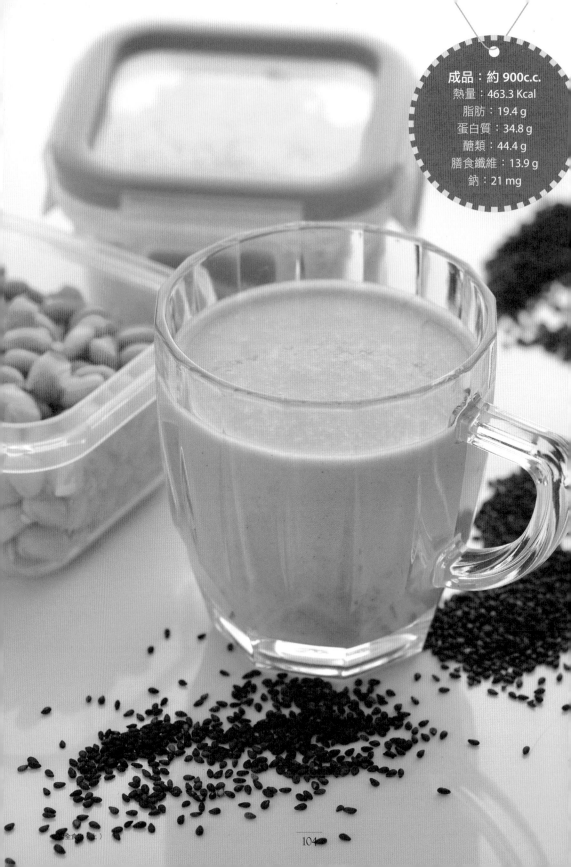

成品：約 900c.c.
熱量：463.3 Kcal
脂肪：19.4 g
蛋白質：34.8 g
醣類：44.4 g
膳食纖維：13.9 g
鈉：21 mg

特別適用：高膽固醇、正值更年期的婦女、體弱的
老人、發育中的兒童、青少年，以及常用腦力的人

高鈣黑芝麻豆漿

材料

1. 蒸熟黃豆———— 180g
2. 糙米飯————— 50g
3. 黑芝麻粒———— 1茶匙
   （約3g）
4. 原色冰糖———— 1茶匙
5. 熱開水————— 600c.c.

叮嚀

大豆含有胰蛋白質酵素阻礙劑，一定要煮或蒸到全熟再調理，以免引起腹瀉。泡或煮過程中一些種皮會脫落，種皮植化素和膳食纖維含量豐富，不要撈掉。打完漿，浮在容杯上面的泡沫也不要撈掉。

很多人擔心痛風不敢喝豆漿，其實全豆豆漿含豐富膳食纖維，只要不是在痛風急性發作期都可以適量喝。

這也是我家最受歡迎的精力湯之一，我先生稱它為「幸福的滋味」，因為香濃好喝。適合全家大小，不燥不熱，一年四季都可以飲用。

做法

將所有材料置入調理機容杯，蓋緊杯蓋，打約1分半鐘即可完成。

小常識

1. 黃豆是優質蛋白質來源，有助於建造肌肉組織，提升免疫力。目前研究發現存在大豆中的異黃酮，可以抑制低密度膽固醇氧化，也具有防癌作用，所以大豆可以預防心血管疾病和降低癌症罹患率。

2. 黑芝麻含有維生素E和木質素，兩者都是強力抗氧化劑，能清除自由基，並可強化肝臟機能。它的亞麻仁油酸成份，可去除附在血管壁上的膽固醇。黑芝麻含鈣量高，每百公克含鈣1500毫克，如果經過低溫烘焙去除草酸鹽，鈣的吸收更佳。芝麻還含有豐富的鐵、多量纖維和蛋白質，難怪古人說它是神仙食物。

3. 加上糙米飯，除了增加豐富B群，豆加米也提高了蛋白質利用率，是均衡且高鈣的精力湯。

豆奶漿

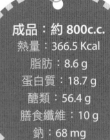

成品：約 **800c.c.**
熱量：366.5 Kcal
脂肪：8.6 g
蛋白質：18.7 g
醣類：56.4 g
膳食纖維：10 g
鈉：68 mg

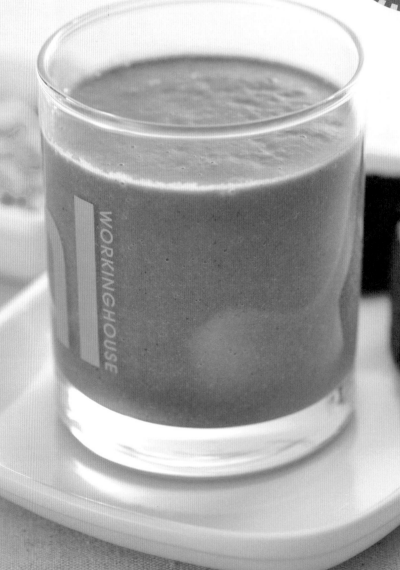

特別適用：想調整血壓，或因癌症、化療而胃口不
佳者食用

紫薯豆漿

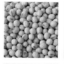

材料

1. 蒸熟黃豆———— 100g
2. 蒸熟紫薯———— 100g
3. 桑椹醬———— 20g
   （做法請見p.176）
4. 熱開水———— 600c.c.

做法

將所有材料置入調理機容杯，蓋緊杯蓋，
打約1分半鐘即可完成。

小常識

1. 紫薯除了一般番薯所具有的營養成分外，
   還含有豐富的花青素。花青素是強力抗氧
   化劑，可以抑制誘癌物質的產生，並減少
   基因突變。紫番薯的味道比紅心或黃心番
   薯略香甜。

2. 營養學家建議，每天至少攝取15克的大豆
   蛋白，以減少動物性蛋白質脂肪含量高，
   還有抗生素、荷爾蒙殘留的問題。有研究
   報告顯示，每天攝取少量豆漿的人，如半
   杯豆子磨成的豆漿，比偶而吃點黃豆的
   人，防癌效果更佳。因此我特別設計豆漿
   內加蔬果，或蔬果汁內加大豆胜肽，讓精
   力湯營養更完整平衡。

3. 桑椹花青素含量也很高，番薯更被認為是
   抗癌第一名的食物，它含有豐富的維生素
   C，就算煮熟了也不會被破壞，再加上大
   豆，這三者組合在一起，這杯應該叫強力
   抗癌抗衰老精力湯。

叮嚀

1. 吃番薯也有缺點，那就是吃
   下去後容易「排氣」，所以
   一次不要吃太多，吃的時候
   可以加點鹽巴，避免體內產
   生脹氣而不舒服。

2. 早在兩千多年前，桑椹已是
   中國皇帝御用補品。因桑樹
   特殊的生長環境，使桑椹具
   有天然生長，無污染的特
   點，所以又被稱為「民間聖
   果」，更被醫學界認為21世
   紀最佳保健水果。

豆奶漿

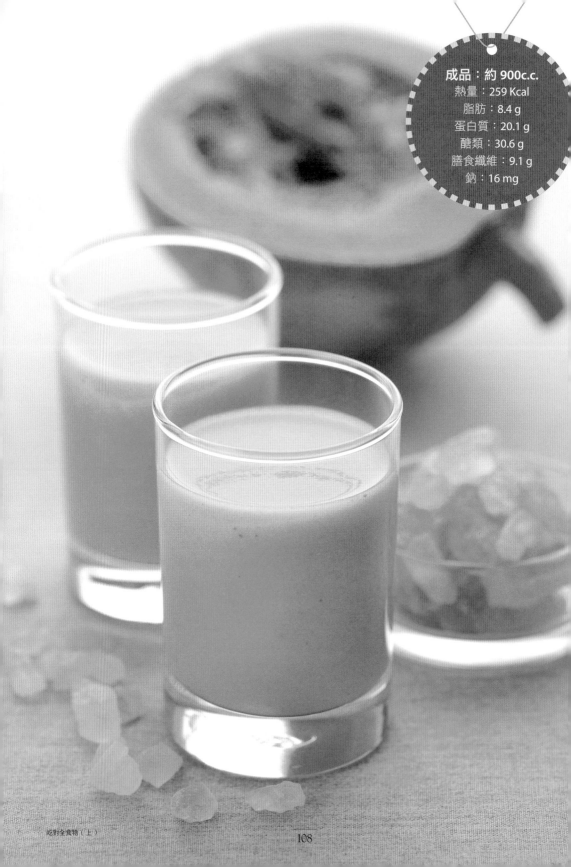

成品：約 900c.c.
熱量：259 Kcal
脂肪：8.4 g
蛋白質：20.1 g
醣類：30.6 g
膳食纖維：9.1 g
鈉：16 mg

南瓜銀耳豆漿

材料

1. 煮熟黃豆———— 100g
2. 蒸熟南瓜（連皮帶籽）
———————— 100g
3. 蒸熟銀耳———— 50g
4. 熱開水———— 600c.c

做法

將所有材料置入調理機容杯，蓋緊杯蓋，打約1分半鐘即可完成。

小常識

1. 南瓜豐富的類胡蘿蔔素能強化皮膚黏膜、預防感冒、乾眼症、夜盲症，豐富膳食纖維又可改善便祕、預防結腸癌。微量元素鉻幫助血糖恆定。連皮帶籽吃當然營養更加倍，皮有多酚，可以預防老年癡呆症，籽有南瓜子素可以預防攝護腺腫大、減少排尿困難，還含有鋅，可以增加活力，真是從裏到外都是寶。

2. 加入白木耳，有滋陰潤肺功能，既可增加膳食纖維的量，又可降低血膽固醇、預防心血管疾病。所含銀耳多醣具有抗氧化作用，能增強免疫細胞的吞噬能力，抑制癌細胞生長。

叮嚀

1. 也可以不加銀耳，打好南瓜豆漿後，再加入柳丁同打，補充豐富的維生素C。
2. 柳丁白色的「中果皮」含有大量果膠，可以穩定血糖，降低膽固醇，一定要保留，才能吸收最多的營養。

豆奶漿

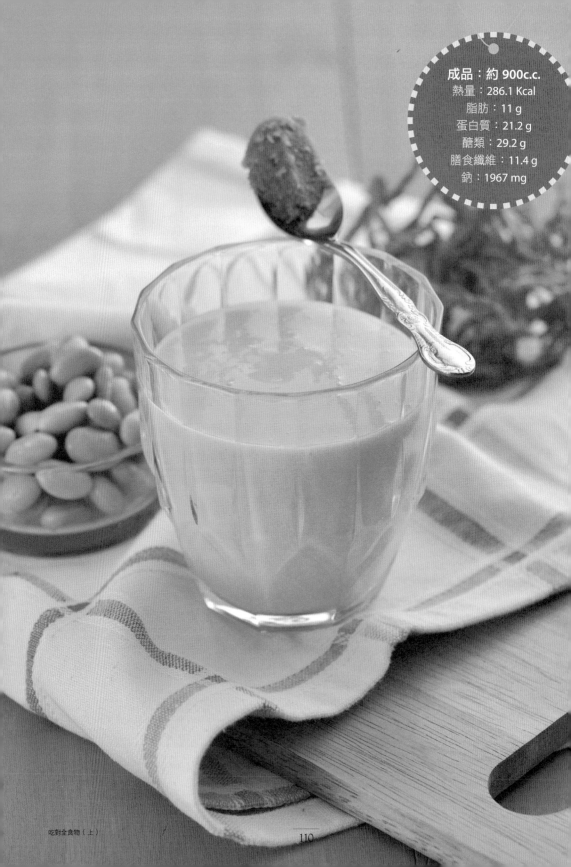

成品：約 900c.c.
熱量：286.1 Kcal
脂肪：11 g
蛋白質：21.2 g
醣類：29.2 g
膳食纖維：11.4 g
鈉：1967 mg

翡翠燕窩

材料

1. 乾珊瑚草 —— 16g
2. 熟毛豆 —— 150g
3. 味噌 —— 2大匙
4. 熱開水 —— 600c.c.

做法

1. 將珊瑚草洗淨浸泡水30分鐘，蒸熟備用。
2. 將所有材料置入調理機容杯，蓋緊杯蓋，打約1分半鐘即可完成。

叮嚀

珊瑚草在生機飲食店或南北貨店都可買到。處理方法是清洗後，用濾過好水加少許檸檬汁浸泡。因產地和品種不同，粗細也有不同，所以浸泡的時間也不盡相同。若有膠質出現可多換幾次水，為讓珊瑚草快速膨脹，水量越多越好，泡開後須冷藏保存。也可以用白木耳取代珊瑚草。味噌量可視個人口味調整。

小常識

1. 珊瑚草亦稱海麒麟，是海藻類的一種，口感柔滑Q彈像燕窩，因此又有「海底燕窩」之稱。所含多醣體與藻酸有降低低密度脂蛋白（壞膽固醇）的功效；屬可溶性纖維的甘露醇，則有助排出腸道毒素。另外多醣體可活化體內自然殺手細胞，增進免疫力。因此珊瑚草被認為在促進代謝、防癌、預防心血管疾病、改善貧血與水腫上有益處。

2. 毛豆就是還沒成熟的大豆，毛豆成熟後曬乾，就是大豆，所以毛豆跟大豆一樣含有八種必需胺基酸，具有完全蛋白質，並含有豐富的植物雌激素異黃酮，可防止鈣質流失，預防骨質疏鬆症及緩和女性更年期障礙。

3. 味噌由天然穀類米、豆、麥釀造而成，在生產過程中會產生活性酵素。味噌還可以排除身體的輻射污染，經常與電視、電腦為伍的人，可以每天吃一些味噌料理。

豆奶漿

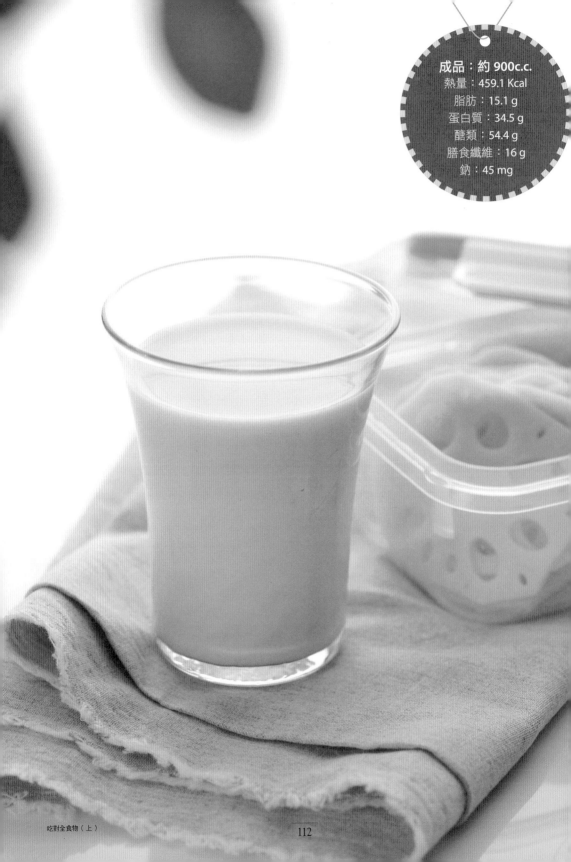

成品：約 **900c.c.**
熱量：459.1 Kcal
脂肪：15.1 g
蛋白質：34.5 g
醣類：54.4 g
膳食纖維：16 g
鈉：45 mg

特別適用：高血壓、冠心病患者、更年期婦女、銀髮族、易過敏者

蓮藕豆漿

材料

1. 蒸熟黃豆 —— 180g
2. 蒸熟蓮藕 —— 150g
3. 原色冰糖 —— 1大匙
4. 熱開水 —— 600c.c.

叮嚀

也可加入少許糙米飯一起打，口感更滑順。

做法

將所有材料置入調理機容杯，蓋緊杯蓋，打約1分半鐘即可完成。

小常識

1. 蓮藕富含澱粉、鈣、維生素B12、C等，極具營養價值。蓮藕還含有維生素P（類黃酮素），有助傷口修復、維持微血管壁彈性。自古中醫即認為蓮藕汁有止鼻血功效，現代醫學則認為可預防小血管破裂，高血壓、冠心病患者可飲用。另外因蓮藕蛋白質含量非常低，對慢性腎功能衰竭或肝臟疾病，須限制蛋白質攝取量的患者而言，飲用蓮藕汁（不加黃豆）是補充能量的好方法。

2. 研究證實，黃豆可減緩腎絲球過濾率，黃豆所含的異黃酮則具有降膽固醇作用，可保護腎臟功能，因此現在已被歸類為高生理價蛋白質。

豆奶漿

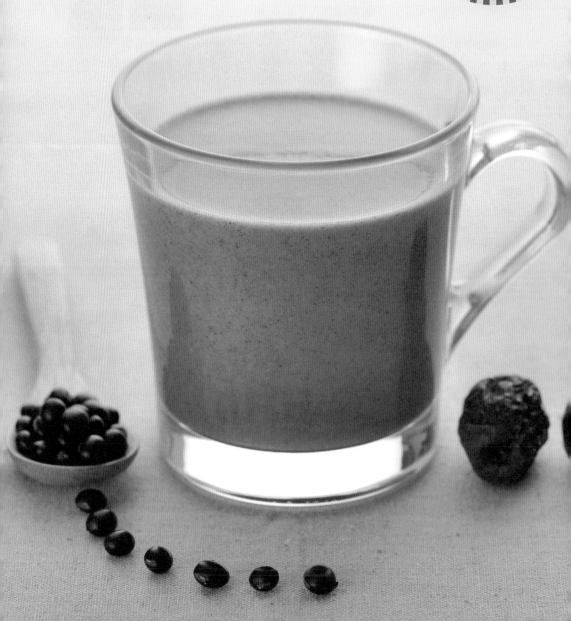

成品：約 900c.c.

熱量：475.6 Kcal

脂肪：11.1 g

蛋白質：33.8 g

醣類：65.3 g

膳食纖維：19.9 g

鈉：7 mg

特別適用：孕婦、更年期婦女、骨質疏鬆者

紅棗黑豆漿

材料

1. 蒸熟黑豆 ——— 100g
2. 糙米飯 ——— 50g
3. 去籽紅棗 ——— 8顆
   （約25g）
4. 熱開水 ——— 600c.c.

叮嚀

黑豆清洗、浸泡和蒸煮方式同黃豆。也可加較多水煮黑豆，煮出黑豆水可當茶飲，中醫認為，黑豆補脾利濕、入腎經，可減少腳氣水腫、心悸。

做法

將所有材料置入調理機容杯，蓋緊杯蓋，打約1分半鐘即可完成。

小常識

1. 黑豆除了提供大量蛋白質、含有豐富的大豆異黃酮，而且比黃豆含有更多鈣與鐵，更適合懷孕、更年期婦女及骨質疏鬆者飲用。尤其黑豆漿不像黃豆性冷，比較不會寒涼、大便溏稀，還有治療風濕、抗衰老等效果。

2. 黑豆中微量元素如鋅、銅、鎂、鉬、硒、氟等的含量都很高，而這些微量元素有助延緩老化、降低血液粘稠度。黑豆富含鈣，是人體補鈣的極好來源，豐富的鐵可預防人體缺鐵性貧血。

3. 黑豆中粗纖維含量高達4%，可以防止便秘。它的升糖指數只有18，不到米飯的四分之一，很適合糖尿病人和希望控制血糖的人食用。

4. 紅棗味甘、性平，具有補益脾胃、養血安神等作用，並可抑制肝炎病毒的活性。

豆奶漿

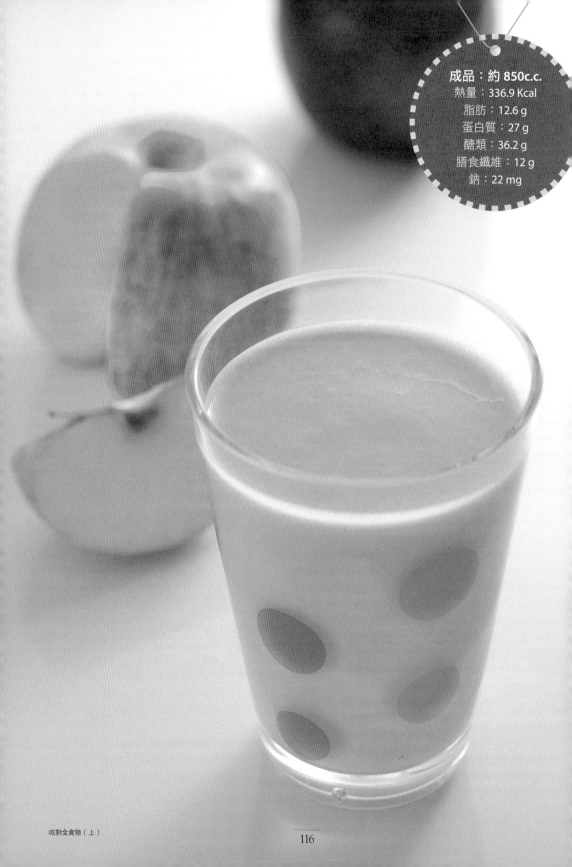

成品：約 850c.c.
熱量：336.9 Kcal
脂肪：12.6 g
蛋白質：27 g
醣類：36.2 g
膳食纖維：12 g
鈉：22 mg

蘋果豆漿

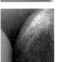

材料

1. 蒸熟黃豆 ——— 150g
2. 蘋果 ——————— 1顆
3. 熱開水 ——— 500c.c.

做法

將所有材料置入調理機容杯，蓋緊杯蓋，打約1分鐘即可完成。

小常識

1. 蘋果含有豐富果膠，是可溶性纖維一種，可促進腸蠕動排除毒素、又有降低血脂作用。它同時也是一種益生原，可幫助腸內益菌滋生進而增強腸道免疫功能、提高免疫力。過敏兒、體弱常生病、產婦、便祕、體重過重、高血脂症等皆適合使用。

2. 蘋果性溫，還含有能夠抗衰老、抗氧化成分，豐富的果膠可以健胃整腸，常吃可以美顏並常保青春。黃豆（大豆）是含天然雌激素最豐富的食物，兩者發揮相乘效果，能讓你從年輕美到老。

叮嚀

這道豆漿全家人都可以喝，但接近更年期的女性朋友更應該多喝。想要豐胸，可以喝芝麻山藥豆漿。擔心空腹喝豆漿容易脹氣，可以先吃一點東西再喝，更容易消化吸收。
蘋果極易氧化成黑褐色，影響外觀，可以預先洗好，要用時再切。

豆奶漿

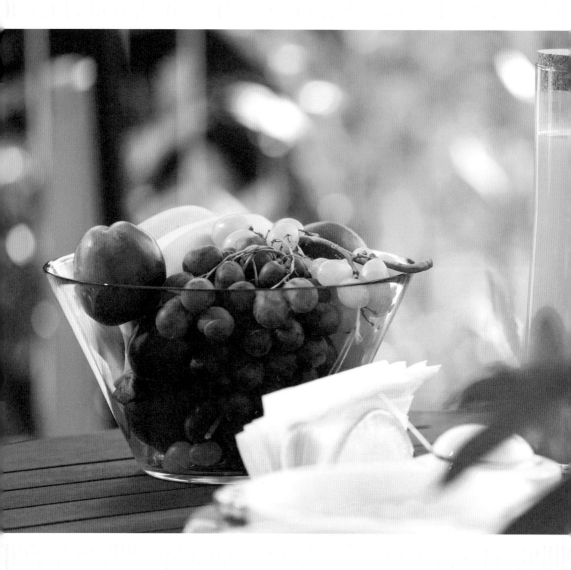

早餐搭檔

蔬果精力湯＋全麥三明治、全麥饅頭或飯糰

蔬果精力湯含有水果、蔬菜、芽菜和堅果，酵素、維生素、碳水化合物和好的油脂都非常豐富，如果加大豆胜肽也補充了蛋白質，已經是相當完整的食物。如果份量還不足，可以加一片全麥吐司，或一粒水煮蛋；也可以加一份生菜、起司三明治。

豆米漿類＋生菜水果手卷、蔬果三明治

豆米漿類通常富含碳水化合物、蛋白質和微量元素、膳食纖維，可是比較缺乏酵素、維生素 C，加上一份蔬果三明治或生菜水果手卷，營養就更完整了。

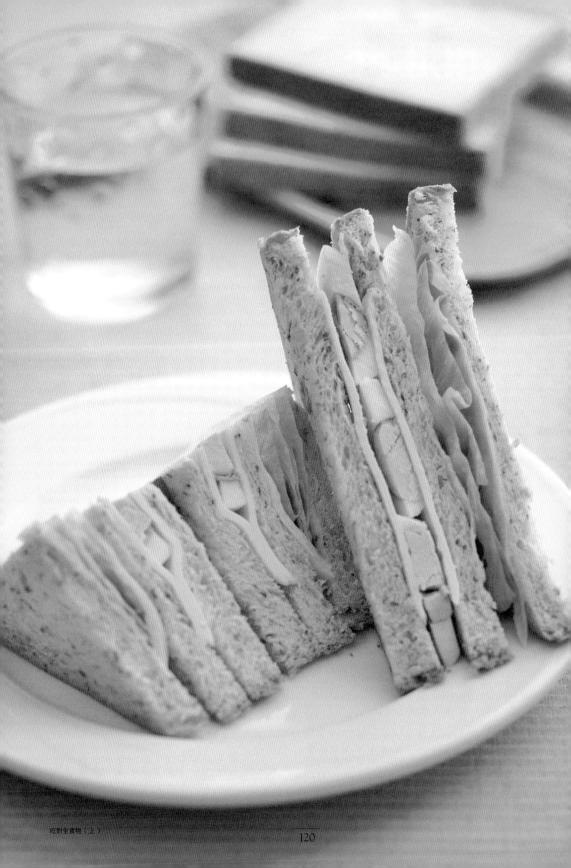

蔬菜蛋三明治

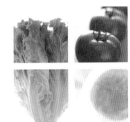

材料

1. 大蒜腰果抹醬—— 適量
   （做法請見p.172）
2. 全麥吐司———— 2片
3. 美生菜————— 適量
4. 牛番茄————— 1顆
5. 水煮蛋————— 1顆
   （選項）
6. 起司片————— 2片
   （選項）

做法

1. 將大蒜腰果抹醬適量塗抹於全麥吐司。
2. 牛番茄、水煮蛋切片，與起司片、美生菜做為吐司夾層。
3. 完成後可依易入口大小，切成三角形。

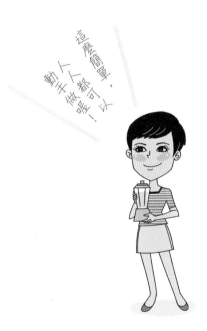

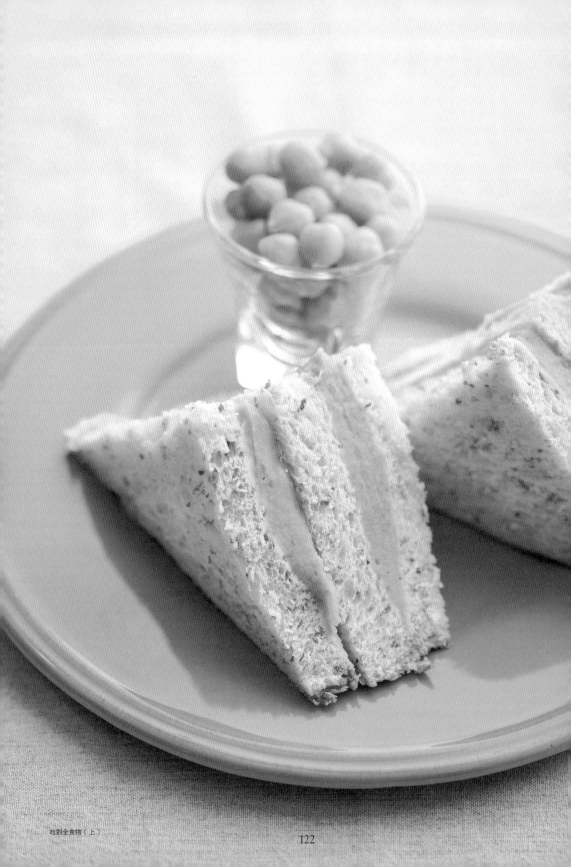

洋芋鷹嘴豆醬
夾三明治

材料

1. 迷迭香針葉 —— 約15根
2. 牛番茄 —— 2個
   （約300g）
3. 熟鷹嘴豆 —— 200g
4. 熟馬鈴薯 —— 2個
   （約400g）
5. 鹽 —— 1/4茶匙
6. 黑胡椒粒 —— 少許

做法

1. 鷹嘴豆前一晚泡水備用。
2. 準備一支迷迭香以好水洗淨後，取下約15根針葉備用。
3. 將馬鈴薯去皮切塊後，與鷹嘴豆加水煮熟。
4. 將牛番茄底部以刀子劃十字後，放入滾水中去皮後撈起。
5. 將煮熟的馬鈴薯、鷹嘴豆及牛番茄置入調理機容杯，加入迷迭香、鹽及黑胡椒粒後，蓋緊杯蓋，攪打至泥狀即可完成（過程中需使用攪拌棒協助攪打）。

叮嚀

1. 鷹嘴豆又叫埃及豆，也有人稱它雪蓮子。在有機店、超市或雜糧店都可買到。富含異黃酮、鷹嘴豆芽素等活性成分和膳食纖維，有降血糖、血脂的作用，還含有豐富的抗發炎功能因子。鷹嘴豆的營養成分與牛奶非常近似，若跟全穀類一起打成豆奶漿，口味也很好，是很好的補鈣飲料。
2. 這道美味又好吃的醬料，除了可以當作前菜，也是製作三明治的最佳餡料。可多做些，用保鮮盒密封，放冷凍櫃保存，要用前一晚取出冷藏即可，也可回蒸溫熱吃。
3. 可單用熟番薯加熟鷹嘴豆打成泥，口味也很好。我喜歡厚厚的夾在吐司或饅頭裏。

早餐搭檔

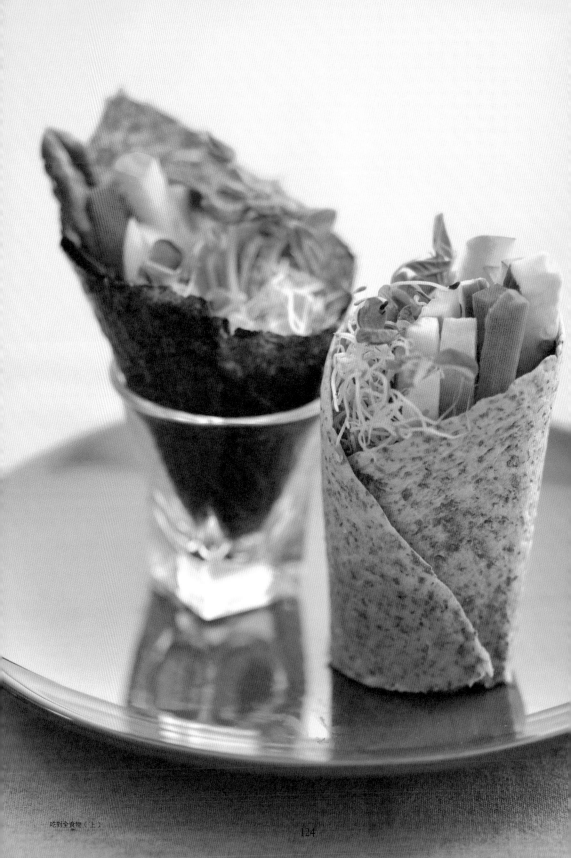

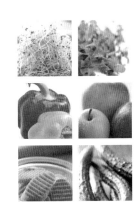

生菜水果手卷

材料

1. 苜蓿芽、豌豆苗或其他芽苗任選兩種
2. 紅黃甜椒或胡蘿蔔切條
3. 蘋果、有機小黃瓜切小指狀粗條
4. 壽司海苔切成3~5公分寬長條
5. 杏仁醬（做法見p.166）
6. 全麥麵皮

叮嚀

也可將同樣材料夾在全麥吐司或全麥饅頭中。

做法

1. 全麥麵皮攤平，將海苔直放在中間。
2. 將苜蓿芽橫放麵皮前端，舖平。
3. 依序舖上豌豆芽、紅黃甜椒、蘋果條、有機小黃瓜條。
4. 抹上醬料，用麵皮將材料捲成潤餅狀，切段食用。
5. 全麥麵皮如放置冰箱冷藏或冷凍，須先蒸幾分鐘變軟再使用，可將電鍋外鍋洗淨，直接將麵皮放在裡面，噴一點水，按下開關，跳起即可。

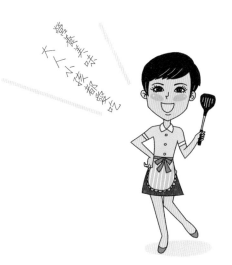

早餐搭檔

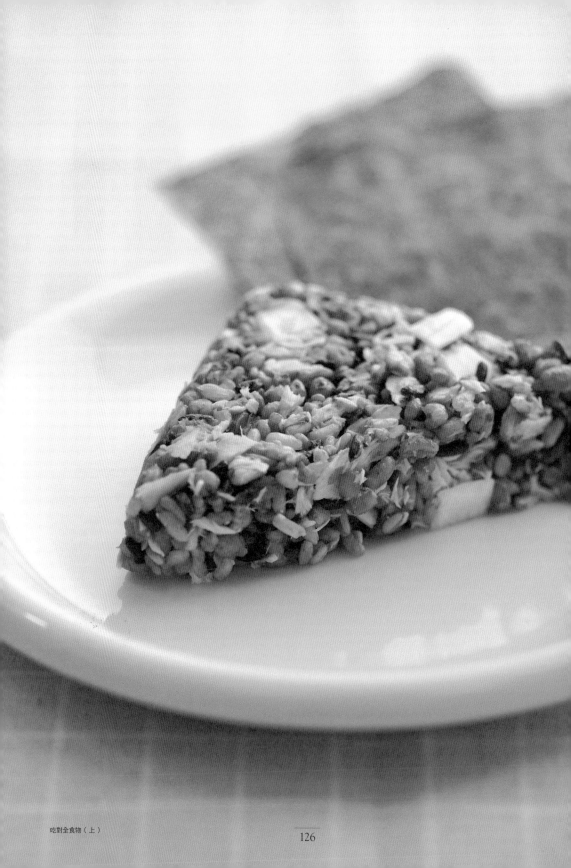

洋蔥鮪魚飯糰

材料

1. 生洋蔥半個，切丁
2. 鮪魚罐頭
3. 煮熟糙米飯

做法

1. 將適量鮪魚與洋蔥丁拌勻，因鮪魚已調味，故無需加任何調味料。
2. 取一平盤，將糙米飯攤平，將調好的鮪魚洋蔥丁放在中間。
3. 將糙米飯捏成球形或三角形。
4. 撒上海藻粉或義式香料，或用海苔圍邊，即完成。

叮嚀

1. 也可用煙燻鮭魚、鹹鯖魚，吃剩的煎或烤鮭魚。
2. 洋蔥具有促進血凝塊溶解，降血脂、擴張冠狀動脈和增加外周血管血流量作用。哈佛醫學院心臟科教授克多格爾威治博士指出，每天生吃半個洋蔥，或喝等量的洋蔥汁，平均可增加心臟病人約30%的高密度脂蛋白膽固醇（好膽固醇）。
3. 切洋蔥會流淚，可將洋蔥洗淨、瀝乾，放冰箱冷藏，要用時切大塊，將全食物調理機旋轉鈕置於3~5數字間，打開電源，即可切碎，數目字越大切出來顆粒越小。

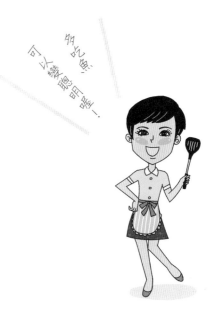

一點都不費事喔！

早餐搭檔

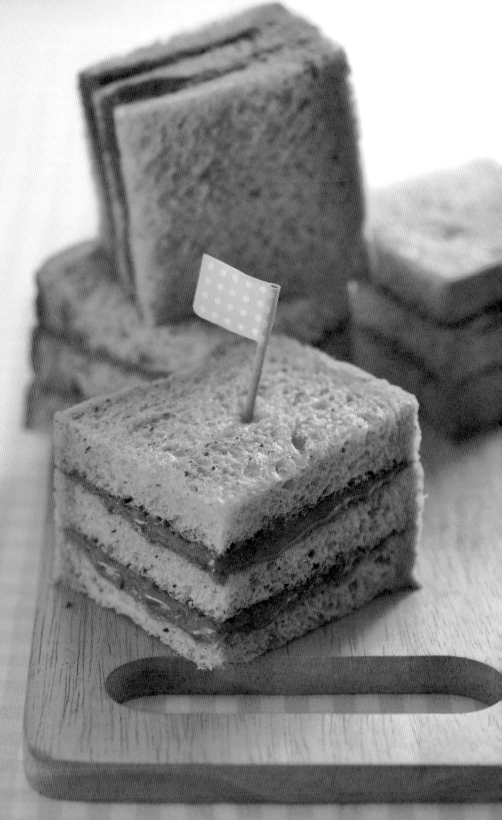

芝麻醬全麥吐司
（全麥饅頭）

材料

1. 芝麻醬一匙
   （做法請見P.162）
2. 全麥吐司1片
   （或全麥饅頭半個）

 做法

1. 將適量芝麻醬抹在全麥吐司或全麥饅頭上即成。
2. 如芝麻醬因儲存冰箱而缺乏油脂，可抹在吐司上烤一下，或抹在饅頭上蒸一下，更好吃。

叮嚀

這是我先生最喜歡的精力湯搭檔。

吐司含鹽量高，一片約1克，且饅頭加工較少，所以我比較喜歡用全麥饅頭，還可以選省產小麥製作的。

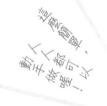

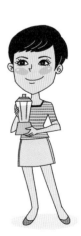

PART 2

天然蔬果汁

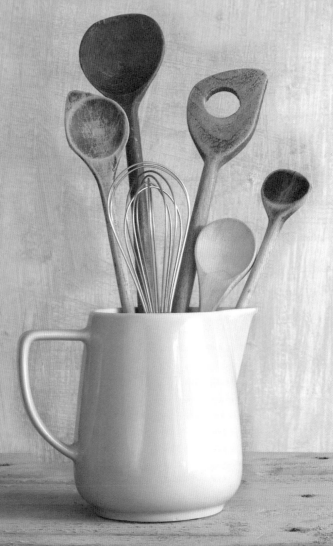

喝現打不濾渣的果汁，比喝外面買的含糖飲料或不含渣的純果汁健康、安全，也是幫自己和家人補充植化素和膳食纖維的好方法。很多人問我怎麼讓家人開始喝精力湯，我都建議不妨從天然果汁或蔬果蜜開始，讓他們習慣天然食物的味道，慢慢口味也會變得較清淡，能分辨真食物和假食物。

　　蔬果蜜與綜合果汁實際上都是以水果為主要食材，因此在營養功能上大同小異，其中的差別就在蔬果蜜中水果用量大、水分少，因此熱量高，相對的各種營養素濃度也較高。綜合果汁則是水果量少，搭配的水份多，因此所提供的熱量與其他營養素，大約僅是蔬果蜜的二分之一。

　　站在追求均衡營養角度上，我會建議食用綜合果汁一份，需額外再多攝取一份新鮮水果。若是食用蔬果蜜，則可視您所挑選的蔬果蜜，少量補充新鮮水果即可。（若蔬果蜜醣分已達 24 克／人，則勿須補充）

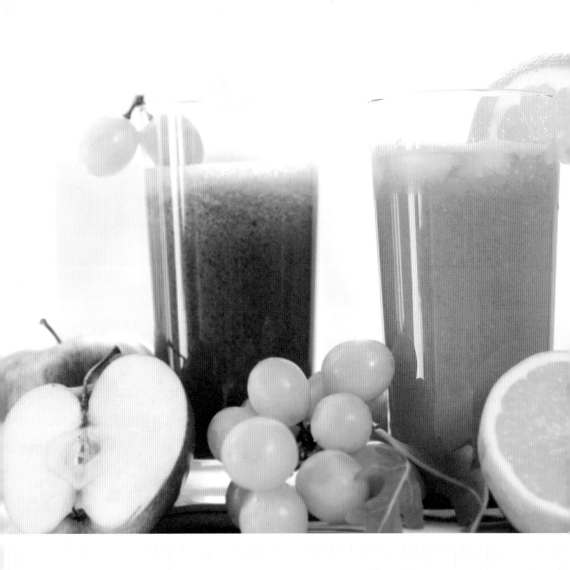

全果汁

水果可食用的部分包括果皮、果瓣、果肉、果核、種子等，儘量保留轉化為濃果汁的型態，可以吸收到更完整的營養和平常不易吃到的微量元素，這就是全食物的營養。

譬如葡萄，很多研究證實，豐富的植化素，能預防心血管疾病和抗氧化的成分，事實上都在皮和籽裡，不吃這兩部分，吃到的營養是不完整的。但是葡萄籽很硬，牙齒咬不動，有人甚至因此把牙齒都咬崩了，所以應該用「全營養調理機」連皮帶籽打成滑細的全果汁，就可以吸收這些平常吃不到的營養。

另外，食物只要加熱烹調，維生素Ｃ就容易被破壞。足量的維生素Ｃ可以合成膠原蛋白，增強細胞間的鍵結，使皮膚黏膜更加緊密，抵抗外來病源菌的入侵，因此有提高免疫力的功能。同時，維生素Ｃ也是腎上腺素的原料，腎上腺素是應付壓力的荷爾蒙，因此若是有創傷、工作或學習壓力的人，對維生素Ｃ的需求更大。但對缺乏咀嚼能力的人，或不喜歡吃蔬果的人，要獲得足量維生素Ｃ，最好的方法就是把水果打成全果汁。製作過程以快速、低溫、現打現喝為原則，避免營養素流失。

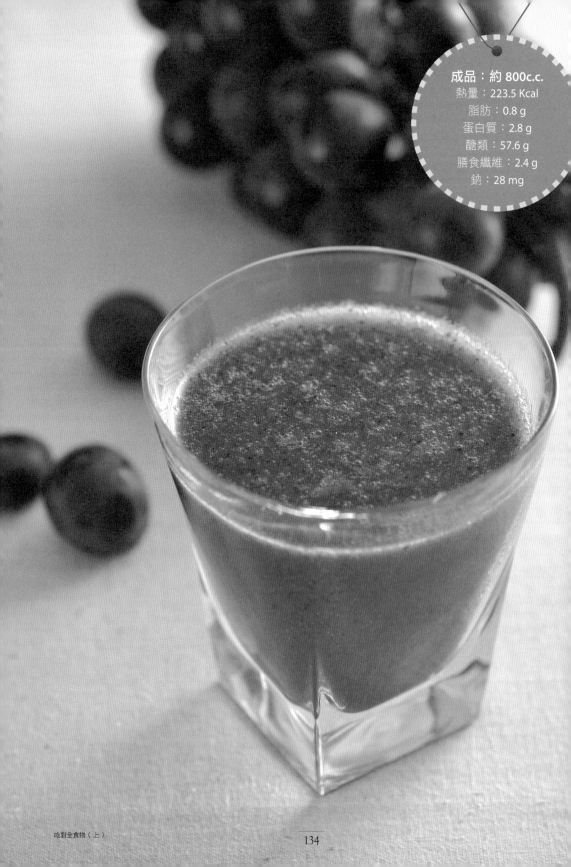

成品：約 800c.c.
熱量：223.5 Kcal
脂肪：0.8 g
蛋白質：2.8 g
醣類：57.6 g
膳食纖維：2.4 g
鈉：28 mg

特別適用：兒童、孕婦、銀髮族或體質虛弱的人。
可改善貧血、高血壓、動脈硬化。血糖較高者要注
意份量

全葡萄汁

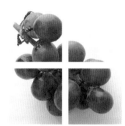

材料

1. 葡萄————— 400g
2. 冰塊————— 3米杯

做法

將所有材料置入調理機容杯，蓋緊杯蓋，
打約1分鐘即可完成。

小常識

1. 葡萄含有豐富的葡萄多酚（花青素、槲皮
   素、白藜蘆醇），可增加血管壁彈性，
   預防心腦血管疾病，還具有極強的抗癌
   能力，因為葡萄多酚存在果皮與種子內較
   多，因此連皮打成果汁才容易攝取。

2. 紫葡萄皮還含有一種能夠降低血壓的黃酮
   類物質，可以防止動脈粥樣硬化。

3. 葡萄籽含有95%花青素，是所有植物的冠
   軍。花青素也是血管的守護神，它還可以
   保護肌膚，並具有抗過敏的作用。

4. 葡萄多鐵，對造血有益。

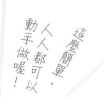

這麼簡單，人人都可以動手做喔！

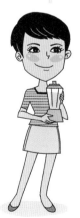

全果汁

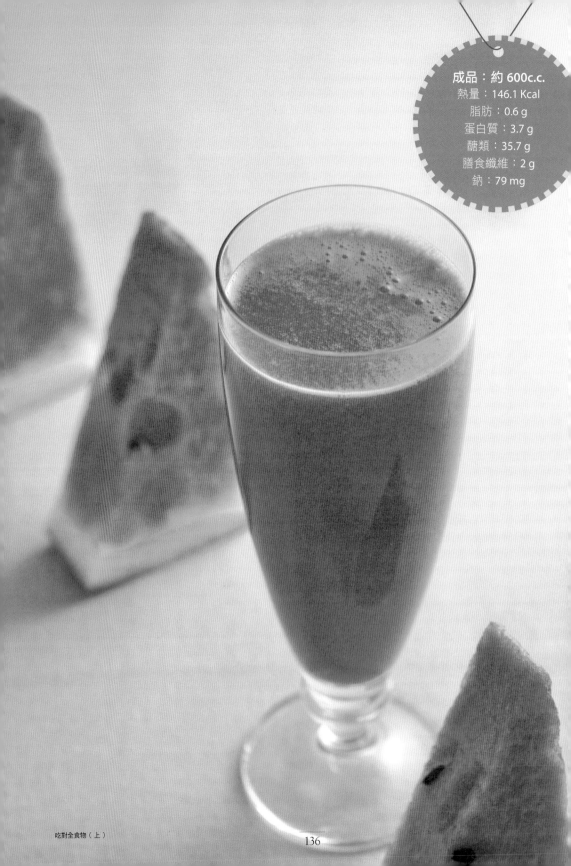

成品：約 **600c.c.**
熱量：146.1 Kcal
脂肪：0.6 g
蛋白質：3.7 g
醣類：35.7 g
膳食纖維：2 g
鈉：79 mg

特別適用：夏日炎熱時，體質偏燥熱者運動後；腎炎患者；利尿
忌用：手腳冰冷者、腸胃虛弱腹瀉者、產婦、哺乳婦、身體虛寒者

全西瓜薑汁

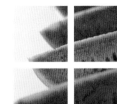

材料

1. 西瓜　————　600g
2. 老薑　————　9 g

做法

將所有材料置入調理機容杯，蓋緊杯蓋，打約1分鐘即可完成。

叮嚀

要去濕，可加嫩薑；擔心過涼或想增加風味，可加老薑。雖然西瓜優點很多，但也不可大量或長期吃，以免副作用。糖尿病人和腎衰竭病人不可吃太多西瓜，一次最好勿超過50公克。

小常識

1. 西瓜含水分93.8％，但汁液中幾乎包含人體所需養分。西瓜汁所含的糖、蛋白質和微量鹽，能消煩、止渴、利尿、降低血脂、軟化血管、降低血壓。西瓜含蛋白，可將不溶性蛋白質轉變為可溶性蛋白質，增加腎炎病人營養，有助減少尿蛋白量。紅色西瓜富含穀胱甘肽、番茄紅素和胡蘿蔔素等抗氧化物質，具多重抗癌效應。

2. 西瓜仁也是一味良好的降壓利尿藥。皮的白肉部分則含豐富維生素C及珍貴化合物，如配醣體、枸杞鹼、菸鹼酸和稀有元素鋅，所以刮除綠皮，連皮帶籽打成全西瓜汁，能吸收到最多營養。

3. 薑含有薑醇類成分，可以抑制血小板凝集，減少心血管疾病。美國臨床研究發現，每天吃生薑3公克，可以減輕或抑制關節疼痛。薑辛辣，生食不易，跟西瓜一起打成汁，滋味不錯。俗云：「冬吃蘿蔔夏吃薑，不勞醫師開藥方。」夏天吃薑還可以消除內寒（不少人的體質是外熱內寒），真是很不錯的搭配。

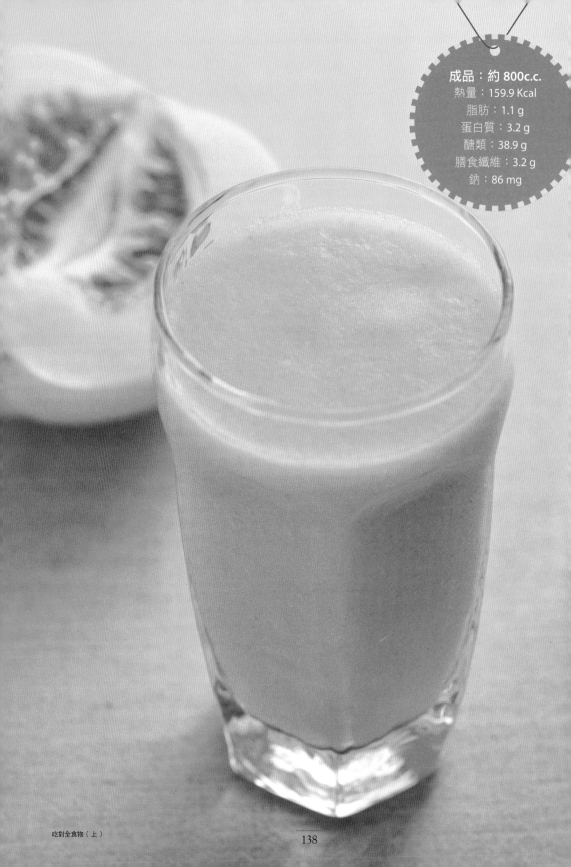

成品：約 800c.c.
熱量：159.9 Kcal
脂肪：1.1 g
蛋白質：3.2 g
醣類：38.9 g
膳食纖維：3.2 g
鈉：86 mg

特別適用：暑熱煩渴、身心倦怠、口臭、小便不利

全香瓜汁

材料
1. 香瓜（連皮帶籽）1顆
   （約540g）
2. 冰塊————1米杯
3. 冷開水———— 150c.c.

叮嚀

體質虛寒，大便溏稀或易水腫
的人少量吃。

做法

將所有材料置入調理機容杯，蓋緊杯蓋，
打約40秒鐘即可完成。

小常識

1. 香瓜含特殊香氣，令人食指大動，與哈密
   瓜比較，含糖分較低，熱量也偏低。一般
   瓜類都富含水分，利尿清熱，高量纖維質
   與鉀也都有助代謝排毒作用。

2. 果體含極豐富的天然醣質、維他命A、C，
   生食可解熱、止渴、淨化血液、利尿、潤
   肺。經常身心倦怠，心神浮躁不安、口臭
   者食之，具有清熱解燥之效。

3. 香瓜種子含不飽和脂肪，種子周圍裹著一
   層甜甜的、富含養分的黏液，一起打，營
   養更豐富，也更加香甜可口。

全果汁

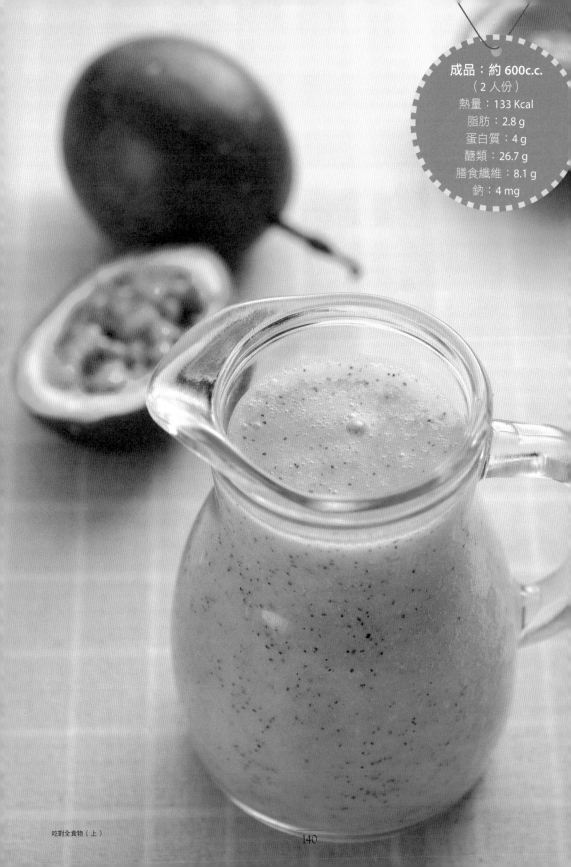

成品：約 **600c.c.**
（2 人份）
熱量：133 Kcal
脂肪：2.8 g
蛋白質：4 g
醣類：26.7 g
膳食纖維：8.1 g
鈉：4 mg

特別適用：夏日曝曬之後、粉刺、青春痘斑、解酒，牙周炎、高血壓、痔瘡患者
忌用：腎功能衰竭者

鳳梨百香果汁

材料

1. 鳳梨 ———— 200g
2. 百香果 ———— 2顆
3. 冰塊 ———— 1米杯
4. 冷開水 ———— 100c.c.

做法

1. 將百香果洗淨，切開，挖出果肉及黑籽。
2. 將所有材料置入調理機容杯，蓋緊杯蓋，打約40秒鐘即完成。

叮嚀

百香果籽不易消化，打成汁後，比較容易消化吸收。在選購百香果時，最好挑選顏色較深的。

小常識

1. 百香果果汁可散發出番石榴、鳳梨、香蕉、草莓、檸檬、芒果、酸梅等十多種水果的香味，所以被稱為百香果。果汁中有165種化合物，所含維生素A、C及 β-胡蘿蔔素有助皮膚傷口修復與美白。高鉀利尿，不僅降血壓又可清熱。

2. 天然百香果具有安定神經作用，能夠舒緩焦慮、抑鬱寡歡、神經緊張引起的頭痛。

3. 百香果裡的小黑籽，增添不少膳食纖維。它的膳食纖維含量，是香蕉三倍多，也是泰國芭樂的二倍。其纖維能夠深入腸胃最細微部份，將有害物質徹底排出；並可改善腸道內的菌叢，對排除體內毒素、整腸健胃具有功效，可改善結腸炎、腸胃炎、痔瘡。

4. 鳳梨含豐富酵素，有助消化蛋白質，所以李時珍說它可「健脾胃、固元氣」。鳳梨和百香果都有解酒功效，對喜歡喝酒的人來講，此品是特別有效的醒酒良飲。

全果汁

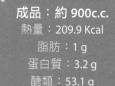

成品：約 **900c.c.**

熱量：209.9 Kcal

脂肪：1 g

蛋白質：3.2 g

醣類：53.1 g

膳食纖維：9.6 g

鈉：38 mg

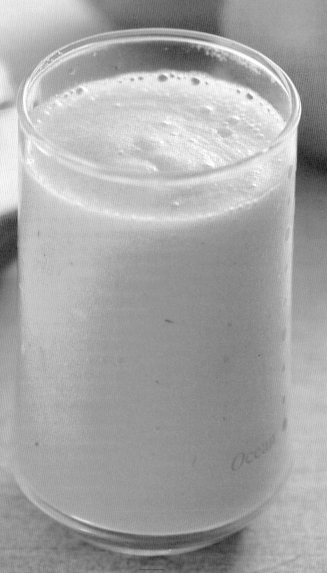

柳丁蘋果汁

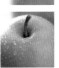

材料

1. 柳丁────── 3顆
   （約350g）
2. 蘋果────── 1顆
   （約170g）
3. 冷開水────── 350c.c.

叮嚀

一顆蘋果有389種植物化學素，主要都在皮上，蘋果皮曾被美國《預防》雜誌，列為天然護膚食物之一；它所含的熊果酸還可以強化肌肉，減少體脂肪。進口蘋果會打蠟，那是食用蠟，可以泡在橘寶稀釋液中，再用軟毛刷或菜瓜布刷洗，就可以除掉。比較擔心的反而是保鮮和防腐處理過程中使用的殺菌劑或除霉劑。如果你不放心，可以買有機蘋果，或省產蜜蘋果。

做法

1. 將柳丁洗淨，削去黃色外皮、去籽，保留白色果瓤。
2. 將所有材料置入調理機容杯，蓋緊杯蓋，打約40秒鐘即可完成。

小常識

1. 柳丁含有豐富的營養如醣類、有機酸、菸鹼酸、維生素B群和維生素C。一杯200c.c.的柳丁原汁，雖然只有37毫克的維他命C，卻比吃1000毫克的維他命C片，能降低兩倍的胃癌風險，這就是柳丁中的營養成份發揮了協同作用。柳丁還有類黃酮素可以抗發炎、抗病毒、預防骨質疏鬆。

2. 柳丁白色的「中果皮」含有大量果膠，可以穩定血糖，降低膽固醇，一定要保留。柳丁果肉中維他命C含量最高，所以要喝全柳丁汁而不是一般不含果肉纖維的榨汁，才能吸收最多的營養。

3. 秋冬季節我常用柳丁取代鳳梨打精力湯。

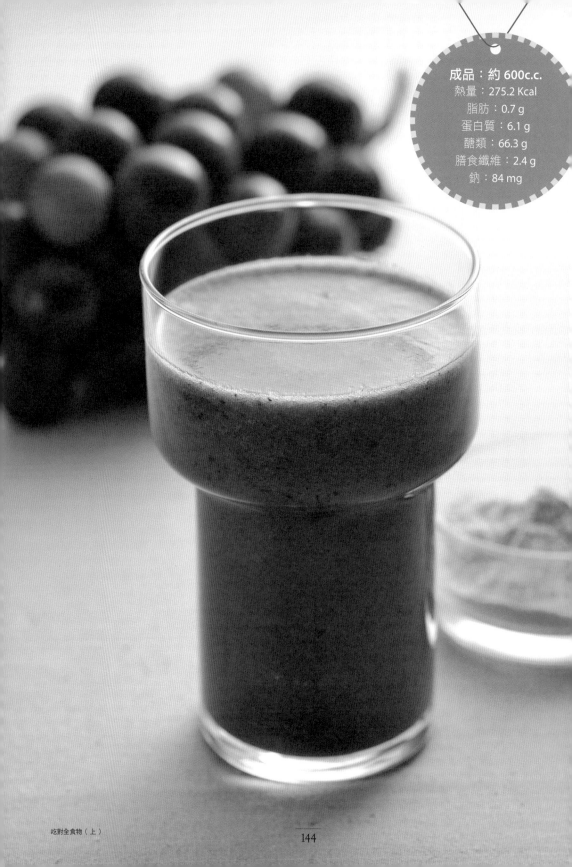

成品：約 600c.c.
熱量：275.2 Kcal
脂肪：0.7 g
蛋白質：6.1 g
醣類：66.3 g
膳食纖維：2.4 g
鈉：84 mg

特別適用：貧血、癌症、動脈硬化症、中老年者、
孕婦

桑椹葡萄汁

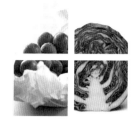

材料

1. 桑椹汁（減糖） 45c.c.
2. 葡萄—————— 300g
3. 紫高麗菜——— 10g
4. 冰塊————— 半米杯
5. 大豆胜肽——— 1大匙
6. 冷開水——— 180c.c.

做法

將所有材料置入調理機容
杯，蓋緊杯蓋，打約40秒
鐘即可完成。

叮嚀

1. 桑椹生長季節短，所以通常
   使用有機桑椹原汁或蜜餞，
   可以選含糖量較低的。
2. 因糖分偏高，糖尿病患需換
   算糖量。

小常識

1. 桑椹跟葡萄都是莓類水果，不過桑椹經三
   段式變色，花青素最豐富，是葡萄的2.5
   倍，它也含有豐富的維生素、胡蘿蔔素，
   和鈣、鐵、多種胺基酸，跟葡萄同列國內
   抗氧化水果王。桑椹可緩解消化道慢性疾
   病如慢性胃炎、慢性肝炎，也是血液的清
   道夫，還有補血功效。

2. 桑椹與葡萄一樣都含豐富類黃酮素可抗氧
   化，更特別的是二者花青素含量都高，這
   也是它們呈深紫紅色的原因，而花青素可
   抓住金屬離子清除自由基，因此能預防癌
   病變、動脈硬化、老年癡呆、眼睛黃斑部
   病變與白內障。當然豐富鐵質有助紅血球
   再生，改善貧血現象。

3. 美國有研究證實，每週喝三次藍紫色蔬果
   汁，可減少得阿茲海默症機率。這道果汁
   能美膚、補血、抗癌、抗老化、預防心血
   管疾病，再搭配容易消化吸收的優質蛋白
   質，是疲倦、體弱時最好的營養補充品，
   也是最佳的下午茶。

全果汁

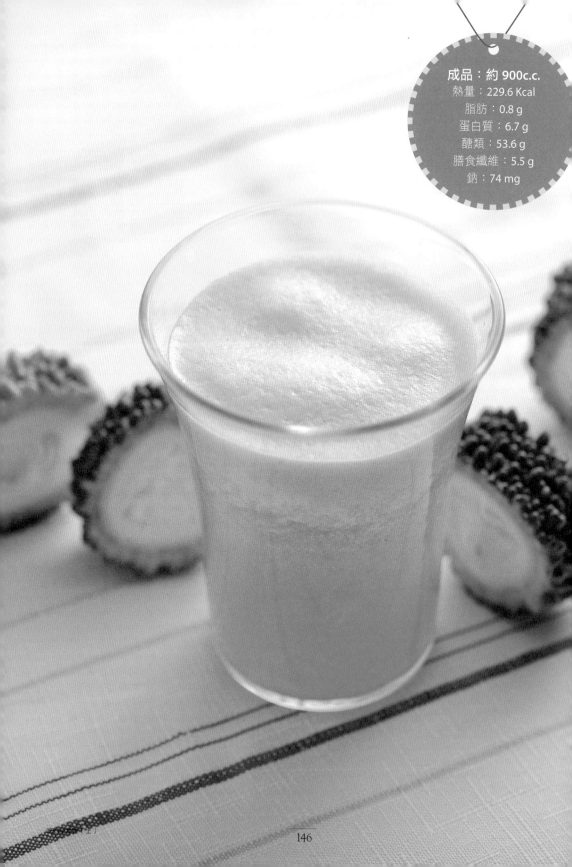

成品：約 **900c.c.**
熱量：229.6 Kcal
脂肪：0.8 g
蛋白質：6.7 g
醣類：53.6 g
膳食纖維：5.5 g
鈉：74 mg

特別適用：中暑、減脂、三高、容易感冒者、癌症、愛滋病

苦瓜鳳梨汁

材料

1. 山苦瓜（連籽） 100g
2. 鳳梨————————200g
3. 蜂蜜——————————2大匙
4. 檸檬汁————————40c.c.
5. 冰塊——————————1米杯
6. 大豆胜肽——————1大匙
7. 冷開水———————180c.c.

叮嚀

1. 苦瓜表皮凹凸不平，容易隱藏農藥，可用軟毛刷小心清洗乾淨。
2. 苦瓜性寒、體質虛寒者小心食用量。
3. 有學者認為蜂蜜可用於治療糖尿病，因為在其中發現一種類似胰島素的物質。但考慮到蜂蜜含糖量很高，所以糖尿病患在血糖、尿糖不穩定情況下，還是不加為宜。

做法

將所有材料置入調理機容杯，蓋緊杯蓋，打約40秒鐘即可完成。

小常識

1. 苦瓜的苦味是因為含類奎寧，可刺激胃酸分泌幫助消化，又可強化巨噬細胞吞噬能力以對抗癌症。含生物類黃酮，可增加血管彈性，有助於降血壓及膽固醇。在蔬菜中苦瓜是少數維生素 C 豐富的蔬菜之一，對預防感冒、調節免疫力有幫助。

2. 苦瓜中的多肽類物質有明顯的降血糖作用，並可增加胰島素敏感性，還有清脂素幫助減重。

3. 苦瓜籽內含胰蛋白酶，能促進糖分分解，降低血糖，減少體脂肪；也含有植物性荷爾蒙，所以千萬要保留，一起打汁。研究發現，山苦瓜整體都有療效，而且生食效果最好。

4. 青檸檬和柚子一樣，含有一種近似胰島素的成分枸櫞酸，能降血糖和血脂肪。

全果汁

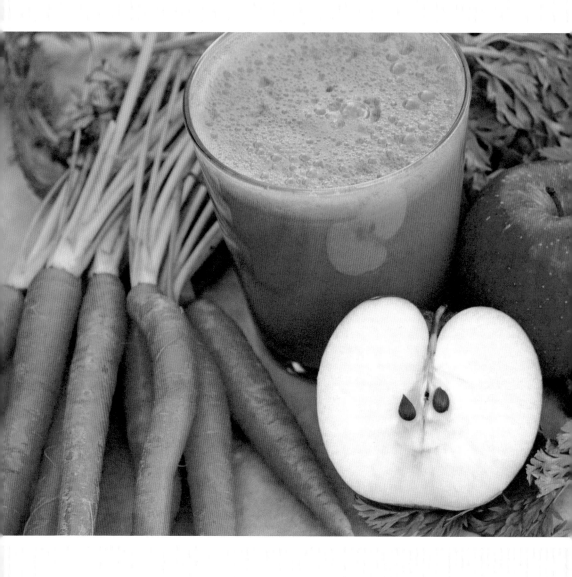

蔬果蜜

濃濃稠稠的蔬果泥，因為透過破壁調理機攪打，營養全部釋放出來，吃起來綿密順滑，香香甜甜，我叫它蔬果蜜。

用這種方法不僅可以減少不愛蔬果者心理的抗拒，讓他們迅速補充豐富的酵素、維生素、礦物質和植化素等營養，而且也補充了較多量的膳食纖維，減少便秘和毒素在腸中累積的機會，避免大腸癌發生。高血壓患者的得舒（DASH）飲食，至少要包含六份蔬菜、四份水果，或五份蔬菜、五份水果，一般很難做到，可用蔬果蜜來增加蔬果的攝取量。

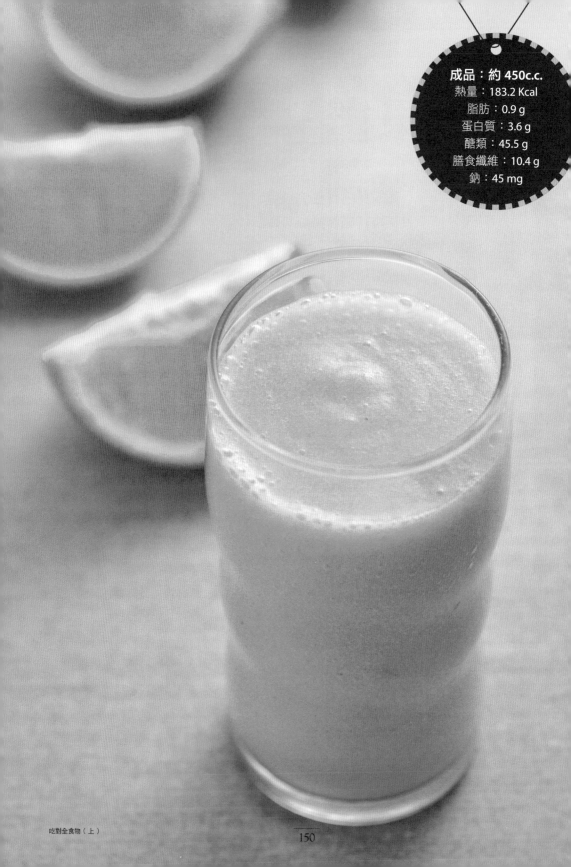

成品：約 **450c.c.**
熱量：183.2 Kcal
脂肪：0.9 g
蛋白質：3.6 g
醣類：45.5 g
膳食纖維：10.4 g
鈉：45 mg

柳丁果蜜

材料

柳丁 ———— 4顆

做法

1. 柳丁洗淨後將外皮去除，白色果瓤部分盡量保留，再將柳丁籽去除。
2. 將去皮去籽的柳丁置入調理機容杯，蓋緊杯蓋，打約40秒鐘，過程中需使用攪拌棒協助調理。

小常識

1. 柳丁白色果瓤含高量維生素C和類黃酮，可抗發炎、抗病毒，抑制病毒複製。製作果汁時盡量保留果瓤白色部份，許多植物化學素都存留在此，強力抗氧化性有益身體健康。
2. 有感冒前兆，我會用打得濃濃稠稠的柳丁果蜜來預防感冒、抗發炎，效果很不錯。

叮嚀

1. 挑選柳丁注意外觀完整，皮薄有沉重感者水分多，皮厚但輕盈則屬乾癟，勿選。
2. 有些柳丁略有苦味，尤其不加水，又有白色果瓤，纖維比較多，但嚼一嚼吞下去，抗病毒、抗發炎效果加倍。

蔬果蜜

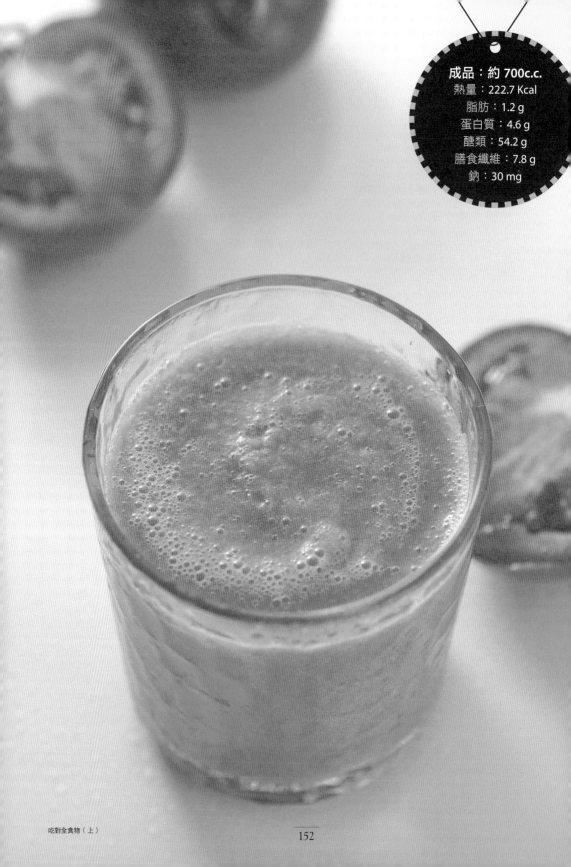

成品：約 700c.c.

熱量：222.7 Kcal
脂肪：1.2 g
蛋白質：4.6 g
醣類：54.2 g
膳食纖維：7.8 g
鈉：30 mg

特別適用：便祕、消化不良、血管硬化、高血壓者。但高鉀症的洗腎者不宜。

番茄蔬果蜜

材料
1. 番茄 —————— 250g
2. 鳳梨 —————— 200g
3. 蘋果 —————— 1顆

做法
1. 將番茄洗淨，用熱開水浸泡一下，去蒂，切塊，備用。
2. 將鳳梨洗淨、去皮、切塊，備用；將蘋果洗淨、切塊，備用。
3. 將番茄、鳳梨、蘋果依序放入調理機容杯，打約40秒鐘即可完成。

小常識
1. 番茄曾被美國《時代》雜誌評選為「十大風雲食物」的榜首。它有養顏美容的維生素C、可預防老化及提升免疫力的 β-胡蘿蔔素、合成細胞所需要的葉酸、降血壓的鉀，以及能分解體內脂肪以減肥的有機酸，還能幫助排出尿酸。它還含有穀胱甘肽，能降低罹患癌症的風險。口腔炎患者，或口乾舌燥、黏膜病變等，吃一些番茄或番茄汁對黏膜組織有所幫助。
2. 鳳梨含有鳳梨酵素幫助消化，再加上蘋果豐富的果膠促進腸胃蠕動，三種不同功能食物搭配，養生效果更好，口味也更好。

叮嚀
番茄直接生食，能吃到最多的維生素C；烹煮時加少許的油，就能釋出較多的茄紅素。

蔬果蜜

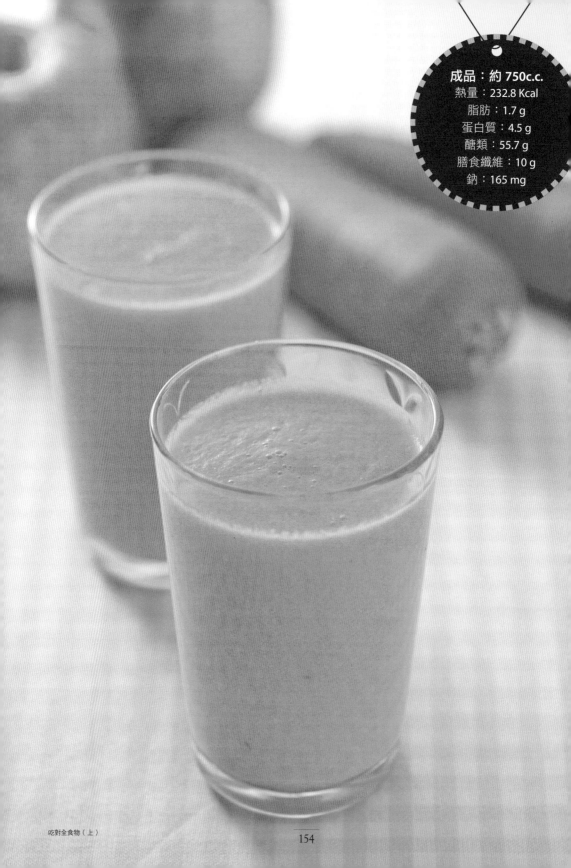

成品：約 **750c.c.**
熱量：232.8 Kcal
脂肪：1.7 g
蛋白質：4.5 g
醣類：55.7 g
膳食纖維：10 g
鈉：165 mg

忌用：高鉀症的洗腎者不宜

胡蘿蔔蔬果蜜

材料

1. 胡蘿蔔————— 200g
2. 鳳梨————— 200g
3. 蘋果————— 1顆
4. 冷開水————— 200c.c.

做法

1. 將胡蘿蔔洗淨，外皮用刷子刷乾淨，不要刮掉，切塊。
2. 將鳳梨洗乾淨、去皮、切塊，備用；將蘋果洗淨、切塊。
3. 將胡蘿蔔、鳳梨、蘋果依序放入調理機，打約40秒。

小常識

1. 胡蘿蔔含有豐富的 β 胡蘿蔔素，胡蘿蔔素被人體吸收後能轉變成維生素A，保護眼睛和皮膚的健康。β 胡蘿蔔素也可以獨立作用，發揮抗氧化的功能，清除自由基，防癌抗老化。胡蘿蔔含有豐富的膳食纖維，即使在水煮後，仍有一半的水溶性纖維，在調整腸道菌叢、促進腸道蠕動上效果較好。

2. 胡蘿蔔汁是一種非常好的健康飲料，醫師通常會給患有重病的患者飲用胡蘿蔔汁，或把它作為治療癌症食譜的基本飲料。不過胡蘿蔔內有一種叫「抗壞血酸氧化酶」的酵素，跟其他蔬果一起打成果菜汁時，會破壞其他果菜中的維生素C。

3. 加薑一起打，可以幫助孕婦止晨吐。

蔬果蜜

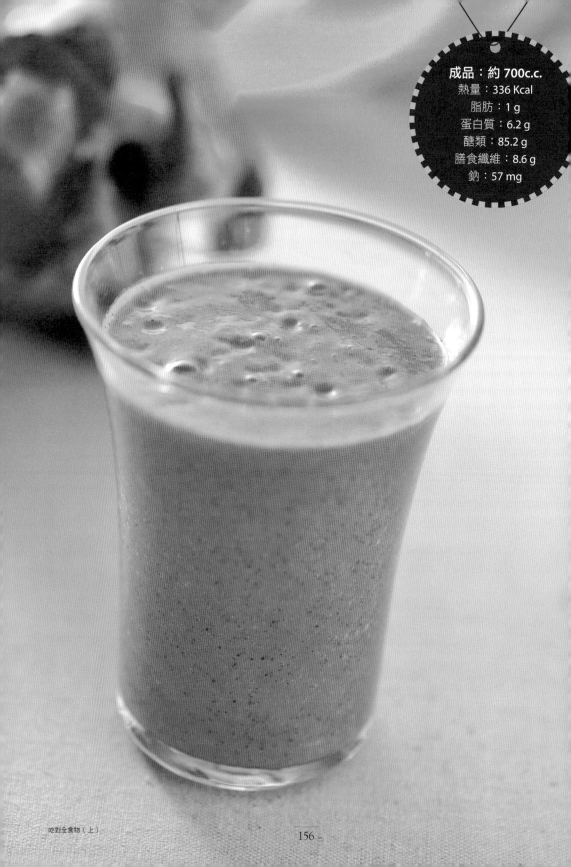

成品：約 **700c.c.**
熱量：336 Kcal
脂肪：1 g
蛋白質：6.2 g
醣類：85.2 g
膳食纖維：8.6 g
鈉：57 mg

特別適用：助排除重金屬、減少便秘、降血壓、抗
憂鬱

粉紅水果蜜

材料

1. 紅肉火龍果 ── 300g
2. 香蕉 ──────── 2條
3. 冷開水 ─────── 90c.c.

做法

將所有材料置入調理機容
杯，蓋緊杯蓋，打約40秒
鐘即可完成。

叮嚀

香蕉熱量糖分偏高，糖尿病患
需減量使用；含鉀量高，腎臟
病患不宜。

小常識

1. 火龍果有特殊植物蛋白可包覆、結合體內
   重金屬，排出體外，並可保護胃壁。可溶
   性纖維能排除宿便毒物，還有維生素C及
   水溶性膳食纖維等營養素，所含的礦物質
   鎂能穩定情緒，緩和焦慮，加上它的糖分
   少、熱量低，是少數糖尿病患者可食用的
   水果。

2. 火龍果的種子富含不飽和脂肪酸、抗氧化
   物質及各種營養素，用全營養調理機擊
   碎，更能幫助吸收。尤其是紅肉種的火龍
   果，果實中花青素含量比葡萄還高，具有
   抗氧化、抗自由基、抗衰老的作用，可預
   防血管硬化。

3. 香蕉也有潤腸通便之功，可有效改善便
   秘，降血脂、血壓、抗憂鬱，加上香蕉易
   於消化的特質，非常適合小孩及病人。

蔬果蜜

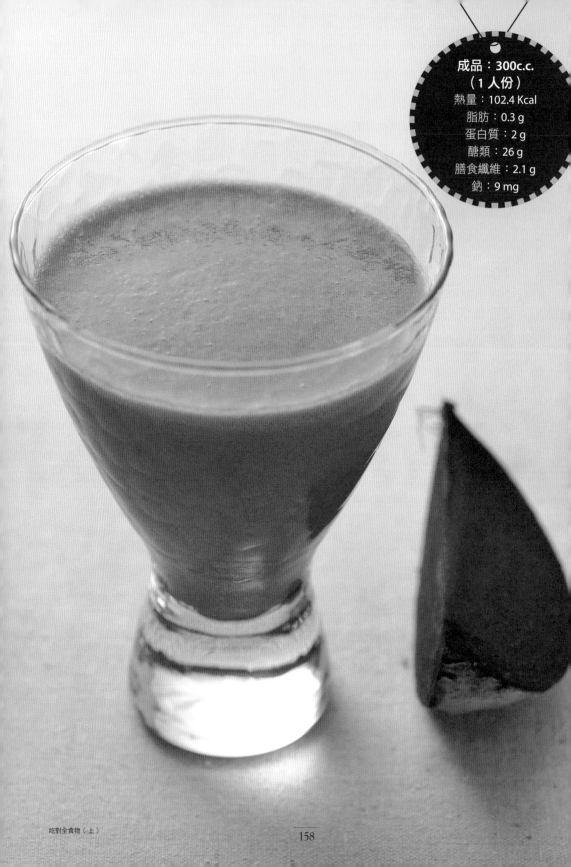

成品：300c.c.
（1人份）
熱量：102.4 Kcal
脂肪：0.3 g
蛋白質：2 g
醣類：26 g
膳食纖維：2.1 g
鈉：9 mg

特別適用：高血壓、貧血、失眠、有壓力者、經前
症候群、憂鬱症

甜菜根香蕉果蜜

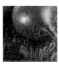

材料

1. 甜菜根————— 15g
2. 香蕉—————— 1根
3. 冰塊—————— 半米杯
4. 冷開水————— 100c.c.

做法

將所有材料置入容杯，蓋緊杯蓋，打約40秒
鐘即可完成。

小常識

1. 甜菜根色澤紫紅，含有維生素B12及鐵
   質，維生素B12裡含有微量元素鈷，是造
   血機制的必須元素之一，鐵則是組成血紅
   素的主要元素。

2. 2010年發表在《美國醫學期刊高血壓》上
   的一篇研究論文顯示，甜菜根汁中含有的
   硝酸鹽對於降低血壓效果顯著。飲用甜菜
   根汁，血壓會在24小時內下降。

3. 香蕉高鉀有助調降血壓，豐富的色胺酸與
   維生素 B 6 可促進血清素的合成，幫助紓
   壓放鬆心情，維持好情緒，容易入眠。

叮嚀

1. 香蕉果蜜水量少，每一人份
   就用掉一根香蕉，相當於兩
   份水果，因此糖尿病患需小
   心換算糖類份數。
2. 腎臟病患不宜。
3. 不喜歡冰塊者，可用等量冷
   開水代替。

PART 3

秘製調味醬

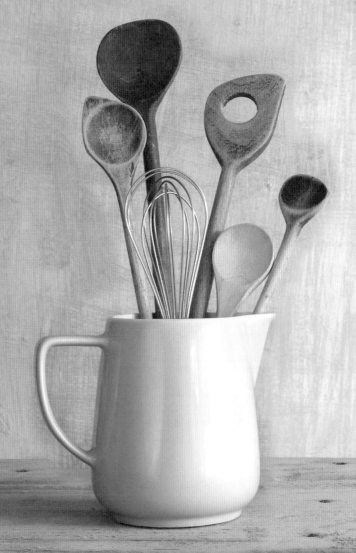

我喜歡自己打調味醬，這是讓食物變好吃、也是保護全家人健康最簡單的方法。

　　堅果種子含豐富的不飽和脂肪酸，對於調降血脂肪有益處，同時又含有多量膳食纖維可以抑制膽固醇的吸收，因此在保護心血管上扮演重要角色。堅果同時是礦物質寶庫，也是人體必需脂肪酸的最好來源。

　　但堅果種子類食物共同的特性就是堅硬不易咬碎、更不好消化，使得營養素吸收大打折扣。若能藉助破壁調理機先研磨，讓堅果內含的脂質和營養素全部釋放出來，就能夠吸收到更多的營養，對人體健康也就更有幫助了，這就是我設計調味醬食譜的原因之一。

　　同時，調味醬的用處很廣泛，吃麵包、三明治、拌生菜沙拉、蔬菜肉類沾醬，都要用到；還可以拌飯、拌麵、添加食物風味。自己打的醬又新鮮、又營養，完全不添加防腐劑，吃起來更安心，當然還有滿滿的愛心。

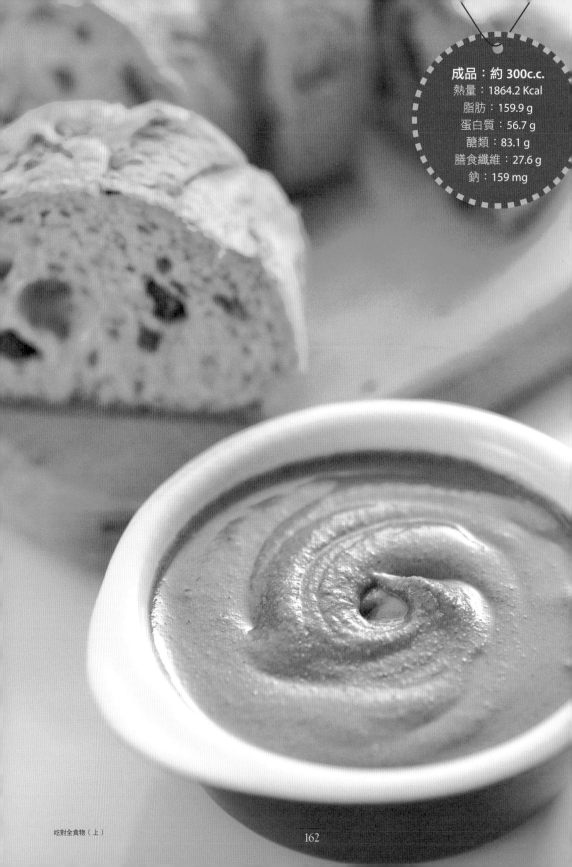

成品：約 **300c.c.**
熱量：1864.2 Kcal
脂肪：159.9 g
蛋白質：56.7 g
醣類：83.1 g
膳食纖維：27.6 g
鈉：159 mg

特別適用：白髮長者、身體虛弱、記憶衰退、貧血、骨質疏鬆症、動脈硬化者

芝麻醬

材料

1. 熟白（黑）
　芝麻粒———— 300g
2. 原色冰糖———— 3大匙

用途

塗抹饅頭、麵包、生菜手卷；製成拌麵醬、和風醬；製成冰沙。

叮嚀

1. 打醬料，調理機容杯一定要完全乾燥，以免醬料發霉。
2. 芝麻烘焙過才打得出油脂，低溫烘焙營養與口味最佳，高溫或過度烘焙會有苦味。
3. 芝麻易氧化，故宜選鋁箔不透光包裝。芝麻儲存不當易有黃麴毒素，故最好選有相關檢驗者，並放冰箱保存。
4. 芝麻醬可用密封保鮮盒儲存冷藏，約可存放三週。
5. 牙痛、牙齦腫脹者、溼疹、皮膚瘡毒者，暫時不宜食用。腸胃弱易腹瀉者、肝腎功能不全需限蛋白質量者，注意攝取量。

做法

1. 建議買低溫烘焙芝麻，以免過度烘焙產生苦味，甚至流失營養。
2. 將所有食材置入調理機容杯，蓋緊杯蓋，打約1分半鐘，過程中需使用攪拌棒協助調理。

小常識

1. 芝麻脂肪酸比例很優良，多元不飽和脂肪酸約佔45%，單元不飽和脂肪酸約佔40%，飽和脂肪酸只佔10%，因此有利於血脂肪的調控；尤其最主要的脂肪酸是亞麻油酸，能去除附在血管壁上的膽固醇，也是人體不可缺少的必需脂肪酸，缺乏就會讓體內某些荷爾蒙無法正常製造。
2. 芝麻含有維生素E和木質素，兩者都是強力抗氧化劑，能清除自由基，具有抗癌作用，並可強化肝臟機能。
3. 芝麻卵磷脂可預防動脈硬化，也有助於補腦增強記憶力。豐富鐵質與鈣質，則可改善貧血、增強骨質，還有多量纖維，好處多多。

秘製調味醬

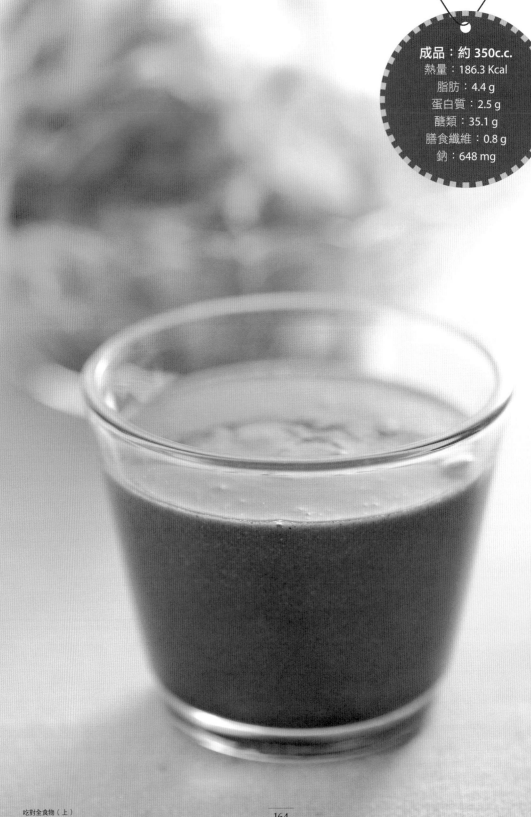

成品：約 **350c.c.**
熱量：186.3 Kcal
脂肪：4.4 g
蛋白質：2.5 g
醣類：35.1 g
膳食纖維：0.8 g
鈉：648 mg

和風醬

材料

1. 芝麻醬————— 3大匙
   （做法見p.162）
2. 醬油————— 80c.c.
3. 味霖————— 50c.c.
4. 檸檬汁————— 30c.c.
5. 蜂蜜————— 2大匙
6. 冷開水————— 150c.c.
7. 白芝麻粒————— 1大匙

用途

拌麵、拌青菜；沾醬、沙拉醬。

叮嚀

想減少糖量，蜂蜜量可以酌減或不加。

做法

1. 將醬油、味霖、檸檬汁、蜂蜜、芝麻醬、和冷開水置入容杯，蓋緊蓋子，啟動3步驟，打30秒鐘。
2. 完成後，打開杯蓋倒入容器中，加入芝麻粒拌勻即完成。

小常識

1. 一般生菜沙拉醬汁，多半是用沙拉油調製而成，熱量會偏高。
2. 市售和風醬通常用醬油、味霖加芝麻醬製成。自己動手做更安心，還可以根據口味再加料，如這道加上新鮮檸檬汁和蜂蜜，減少味霖的量，吃起來更爽口，也更多營養素。
3. 白芝麻含油量高，適合打醬；黑芝麻含鈣、鐵量高，打醬也很香；亦可用黑、白芝麻各半一起打醬。

秘製調味醬

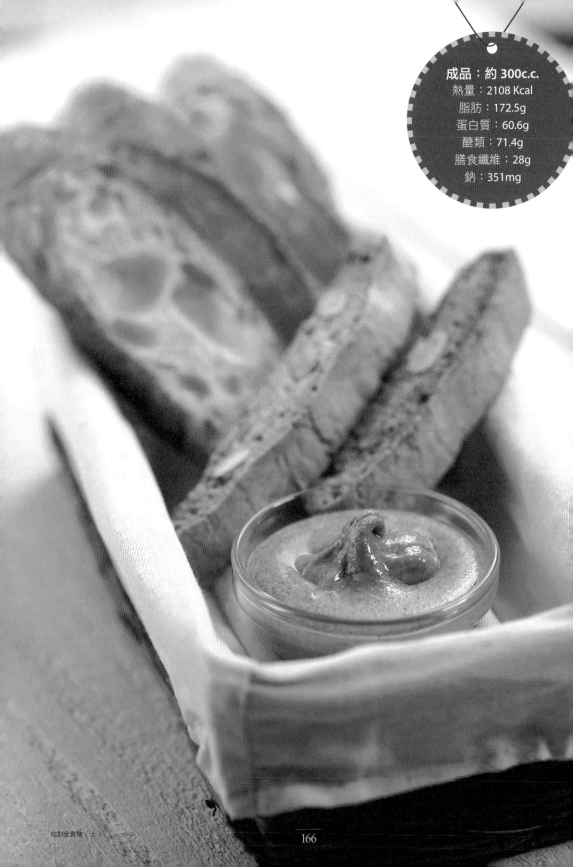

成品：約 **300c.c.**
熱量：2108 Kcal
脂肪：172.5g
蛋白質：60.6g
醣類：71.4g
膳食纖維：28g
鈉：351mg

杏仁醬

材料

1. 杏仁果（美國大杏仁）
　　　　　　　　300g
2. 原色冰糖——2匙

用途

塗抹饅頭、麵包；潤餅、
手卷醬料；製成涼麵醬；
製成冰沙。

叮嚀

1. 烤熟的杏仁一定要放涼才能
打醬。甜度可以隨個人喜好
增減。
2. 這道杏仁醬香甜柔滑，百吃
不厭，是我家最受歡迎的醬
料。也可以變身為可口的涼
麵醬或冰沙。
3. 吃不完可用密封保鮮盒，放
冰箱冷藏，約可存放三週。
4. 醬料熱量較高，體重過重
者、三高患者宜減量使用。

做法

1. 將杏仁果放入預熱10分鐘的烤箱中，以
100度上下火烤70分鐘。每20分鐘（前半
段）或10分鐘（後半段）需翻動，以便
烤得更均勻，完成後放置待涼。
2. 將烤熟、放涼（很重要）的杏仁果及2匙
原色冰糖放入調理機打勻，中間需使用
攪拌棒協助調理。完成後將醬料用刮棒
倒入容器內。

小常識

1. 美國大杏仁，事實上應該叫扁桃仁，跟具
潤喉止咳效果的白杏仁，不是同種植物。
2. 褐色的杏仁果含豐富維生素E，一把杏仁
可以滿足人體一天需要量的一半，可以降
低一些慢性病的發病危險，還能增強免疫
力，減緩衰老。
3. 美國大杏仁中所含的脂肪，約70%為單元
不飽和脂肪酸，可以降低低密度脂蛋白膽
固醇（也就是導致心血管疾病的壞膽固
醇），同時還含有豐富的蛋白質、礦物質
和膳食纖維。

秘製調味醬

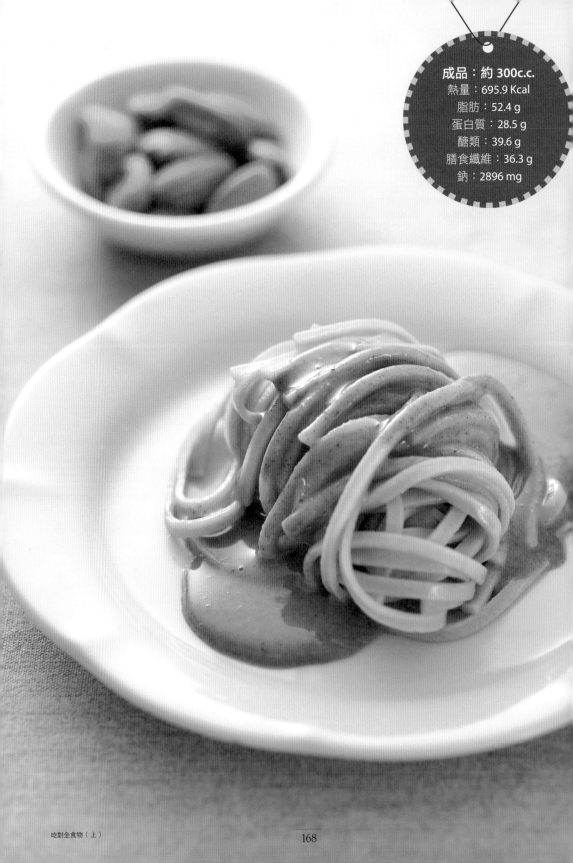

成品：約 **300c.c.**
熱量：695.9 Kcal
脂肪：52.4 g
蛋白質：28.5 g
醣類：39.6 g
膳食纖維：36.3 g
鈉：2896 mg

涼麵醬

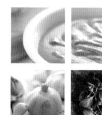

材料

1. 杏仁醬————— 100g
   （做法見p.166）
2. 冷開水————— 150c.c.
3. 醬油————— 3大匙
4. 烏醋————— 2大匙
5. 蒜瓣————— 10g
6. 九層塔————— 少許
7. 白胡椒粉————— 少許

用途

拌麵、青菜；沙拉醬。

叮嚀

1. 也可用等量芝麻醬取代杏仁醬，風味一樣迷人。
2. 不吃蒜的人可用九層塔取代，有點青醬的味道；也可一半大蒜一半九層塔。比例及調味料量都可隨個人喜好酌量增減。
3. 可淋在燙熟的蔬菜上當醬料，也是一道別具風味的沙拉醬。

做法

1. 將杏仁醬、冷開水、醬油、蒜瓣、九層塔和白胡椒粉置入調理機容杯，蓋緊杯蓋，打約1分鐘。
2. 完成後打開杯蓋，加入烏醋，啟動電源，調速鈕由刻度1轉至10來回三次，拌勻醬料，完成後，關掉電源。

小常識

1. 市售涼麵醬一般以芝麻加花生來製作，但考慮花生的保存不易與易受黃麴毒素污染，改以杏仁醬來製作，有獨特香氣、口感與營養價值，更衛生安全。
2. 根據美國普渡大學研究，飯前吃一小把大杏仁，會讓人產生明顯的飽腹感，減少對其他食物的攝入。大杏仁所含的膳食纖維可以降低脂肪吸收率，所以吃大杏仁並不會攝入營養標示上標明的那麼多熱量。
3. 杏仁含有著名的抗緊張礦物質鎂，可以讓人心情平靜、愉悅，能有效改善經前症候群的不適。

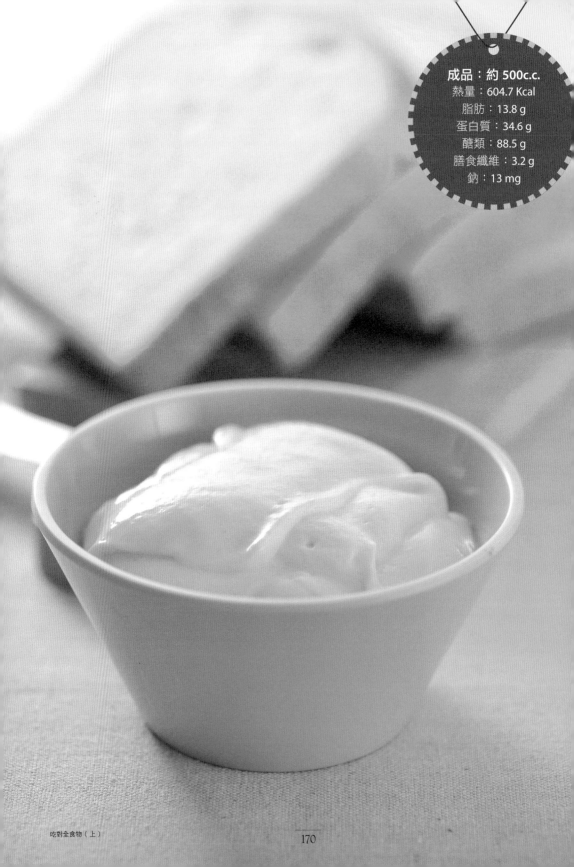

成品：約 **500c.c.**
熱量：604.7 Kcal
脂肪：13.8 g
蛋白質：34.6 g
醣類：88.5 g
膳食纖維：3.2 g
鈉：13 mg

特別適用：可預防骨質疏鬆、三高、肥胖，更年期
婦女

豆腐美乃滋

材料

1. 傳統板豆腐 —— 400g
2. 檸檬汁 —— 80c.c.
3. 原色冰糖 —— 4大匙

用途

抹麵包、饅頭；捲潤餅、手卷；魚、肉沾醬；沙拉醬

做法

1. 將傳統板豆腐和原色冰糖置入調理機容杯，蓋緊杯蓋，打約20秒鐘，過程中需使用攪拌棒協助調理。
2. 完成後打開杯蓋，加入檸檬汁，啟動電源，將調速鈕由刻度1轉至10來回三次。完成後關掉電源，打開杯蓋，倒入容器中。

叮嚀

1. 用營養的有機豆腐做成的自製美乃滋，完全沒有添加動、植物性油脂及防腐劑。
2. 加入切碎的酸黃瓜，風味更特別，可用作洋芋片、餅乾、墨西哥餅等醬料，避免吃進太多油脂或高鹽食物。
3. 份量可視需要量，自行等比例調整。

小常識

1. 傳統美乃滋是以蛋黃拌打植物油或奶油製成，含高量油脂，有增加膽固醇的顧慮，改用豆腐則不含膽固醇。
2. 豆腐豐富的鈣質在檸檬汁酸性環境下更容易吸收；加上豆腐由黃豆製成，富含植物雌激素，可預防骨質疏鬆，並舒緩更年期症狀。

秘製調味醬

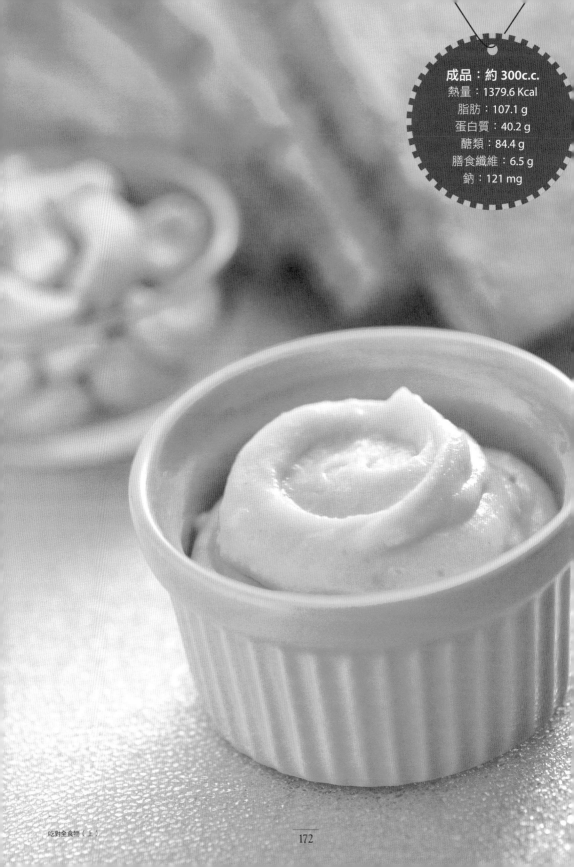

成品：約 300c.c.
熱量：1379.6 Kcal
脂肪：107.1 g
蛋白質：40.2 g
醣類：84.4 g
膳食纖維：6.5 g
鈉：121 mg

特別適用：產婦、哺乳婦、老年腰膝無力者

大蒜腰果抹醬

材料

1. 生腰果 ——— 200g
2. 蒜瓣 ——— 15 g
3. 橄欖油 ——— 1大匙
4. 冷開水 ——— 90c.c.
5. 原色冰糖 ——— 2大匙
6. 鹽 ——— 1/2茶匙

用途

抹麵包、饅頭；拌飯、拌麵；沙拉醬

做法

將所有食材置入調理機容杯，蓋緊杯蓋，打約1分鐘，過程中需使用攪拌棒協助調理。完成後倒入容器中。

小常識

1. 新鮮腰果除了富含油脂外，尚含微量元素錳、鉻、鎂、硒等，可參與調解體內代謝，有助精力回復、延年益壽。
2. 適量使用可滋養潤燥、促進食慾、通乳生肌。

叮嚀

1. 用來抹麵包滋味特佳，略烘烤一下，較一般大蒜麵包風味更迷人。
2. 醬料通常熱量較高，用量不宜過多，尤其體重過重者、三高患者宜酌量使用。

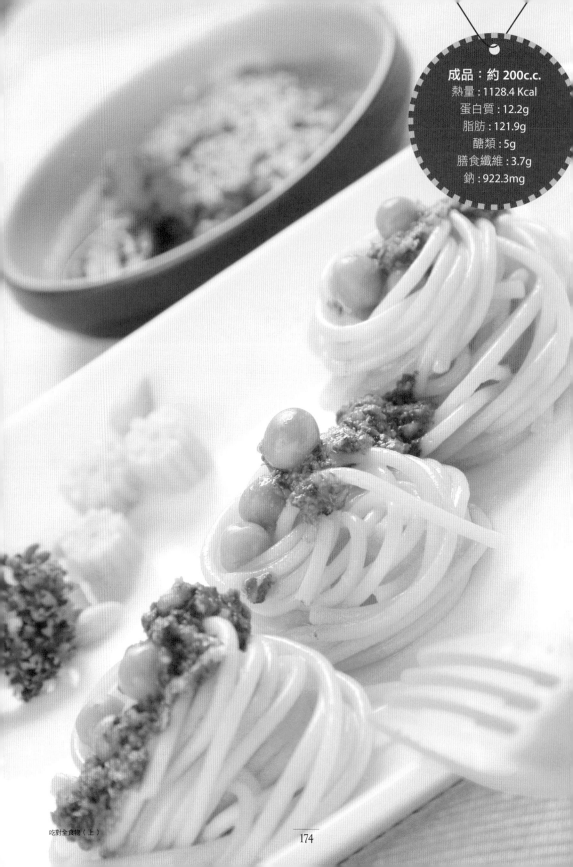

成品：約 200c.c.
熱量：1128.4 Kcal
蛋白質：12.2g
脂肪：121.9g
醣類：5g
膳食纖維：3.7g
鈉：922.3mg

特別適用：食慾不振、積食難消、經期不順者

青醬

材料

1. 烤熟的松子—— 40g
2. 九層塔（甜羅勒）50g
3. 橄欖油———— 90c.c.
4. 鹽—————— 1茶匙
5. 起司粉———— 1大匙

用途

塗抹麵包、法國吐司；搭配義大利麵。

叮嚀

1. 自製青醬做法簡單，卻極受學童及青少年喜愛，由於材料極易取得，尤其是九層塔或甜羅勒，可盆栽，要用時採下跟烤熟的松子一起打，既新鮮又美味。
2. 羅勒葉洗淨後，需完全瀝乾再打醬。

做法

將所有材料置入調理機容杯，蓋緊蓋子，啟動電源，不開高速，利用調速鈕由1轉至10，再由10轉回1，來回三到五次，過程中使用攪拌棒協助調理。完成後倒入容器。

小常識

1. 松子有「長壽果」之美譽，《本草綱目》記載，松子可以滋補、強身、益氣、潤腸通便、調節五臟六腑。在中醫的療效上有祛除風寒、溫熱腸胃、滋潤肺部、治療咳嗽、調整肝風體虛體質等功能。

2. 松子含油脂約70％，大多為不飽和脂肪酸，也是人體必需脂肪酸，可促進細胞膜更新，防止動脈硬化，同時還能增進記憶、維護神經功能，所以被認為可延年益壽、抗衰老。

3. 九層塔是羅勒中味道較辛香的一種，傳統義大利青醬用的是甜羅勒，兩者風味略有不同，都很好吃。羅勒在料理上應用非常廣泛，搭配任何食材都不突兀，特殊氣味源自芳香精油，令人食慾大開，有強身健胃、促進氣血循環、促進消化等功能。

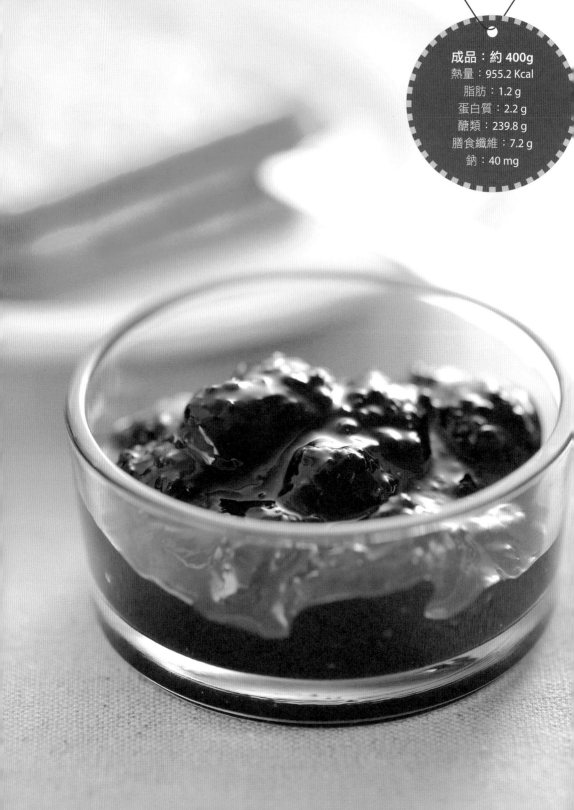

成品：約 **400g**
熱量：955.2 Kcal
脂肪：1.2 g
蛋白質：2.2 g
醣類：239.8 g
膳食纖維：7.2 g
鈉：40 mg

特別適用：貧血、虛寒、手腳冰冷、經期量大者、產婦

桑椹醬

材料

1. 新鮮桑椹——400g
2. 原色冰糖——200g

用途

抹麵包、饅頭；蔬菜手卷；製作甜點、冰品

叮嚀

1. 傳統製作桑椹醬不僅要熬煮很久，而且要加很多糖，但用破壁調理機攪拌後，熬製時間和糖量都可以減半，省時省工，也更健康。

2. 這道自製的桑椹醬，可以塗麵包、當沙拉醬，沾什麼都好吃。在我家是最受歡迎的飯後甜點。

3. 用容器裝好放進冰箱冷凍，就成了桑椹冰淇淋，而且完全沒有添加任何防腐劑，可以放心食用。

做法

1. 將150g新鮮桑椹洗淨晾乾及原色冰糖放入調理機容杯中，蓋緊杯蓋，啟動電源，開高速，打約30秒鐘。

2. 再將50g新鮮桑椹放至容杯中，蓋緊杯蓋，啟動電源，利用調速鈕由1轉至10，再由10轉回1，來回三次，利用轉數的變化切碎食材，關掉電源，打開杯蓋。

3. 將容杯內的桑椹汁倒入炒鍋中，開中火煮至沸騰後計時約10分鐘，加入新鮮桑椹200g，煮至想要的濃稠度即可熄火。

小常識

1. 桑椹含豐富花青素，抗氧化效果強，可保持血管壁彈性、延緩眼睛黃斑部病變與白內障、抗衰老、降血脂、保護肝臟。

2. 含有豐富鐵質，可幫助紅血球再生。中醫認為能滋陰補血、補肝益腎、生津止渴、提升免疫力，潤膚、烏髮，美容養顏。

3. 桑椹性屬微寒，一次不能吃太多，必需經熬煮，藥性才會轉為溫和，尤其桑椹成熟期極短，又不易保存，故熬成醬是最好的食用方法。

秘製調味醬

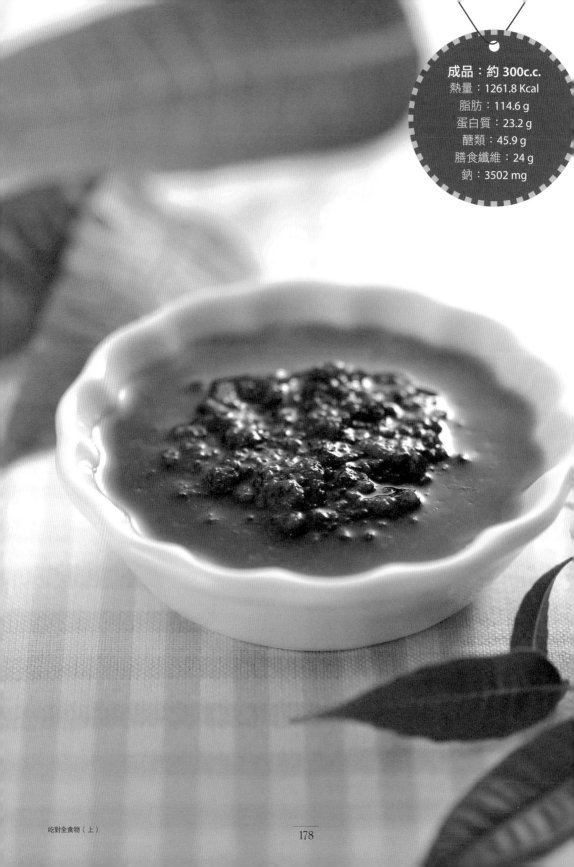

成品：約 **300c.c.**
熱量：1261.8 Kcal
脂肪：114.6 g
蛋白質：23.2 g
醣類：45.9 g
膳食纖維：24 g
鈉：3502 mg

特別適用：高血糖、高血壓、食慾不振、產後出
血、久瀉不止

香椿醬

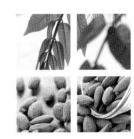

材料

1. 香椿葉————— 150g
2. 醬油————— 3大匙
3. 味噌————— 2大匙
4. 冷壓芝麻油—— 2大匙
5. 烤熟杏仁果—— 40g
6. 橄欖油————— 4大匙

用途

抹麵包、饅頭；拌麵、
飯、青菜

叮嚀

1. 品嚐香椿最好的季節是春
   季，口感最鮮嫩，營養價值
   也最高。過了穀雨就會嫌
   老，尤其香椿的香氣禁不起
   久煮，所以切碎打醬最好。
2. 只用15公分左右的嫩葉芽，
   洗淨完全瀝乾後使用，不可
   有任何水分。
3. 添加烤熟杏仁果，切碎後有
   嚼感，風味更豐富。
4. 可趁盛產期多做一些，冷凍
   保存，需要時再取出冷藏。

做法

1. 香椿葉洗淨晾乾，只取嫩葉，不可有梗。
2. 將所有材料置入調理機容杯，蓋緊杯
   蓋，將調速鈕固定在6，啟動電源，打約
   1分鐘，過程中使用攪拌棒協助調理。完
   成後關掉電源，打開杯蓋，倒入容器。

小常識

1. 香椿是藥用植物也是食物，中醫認為香椿
   有開胃健脾、清熱消炎解毒、除濕收斂止
   血的作用。聯合國亞洲蔬菜中心研究150
   種蔬菜後發現，香椿的抗癌效果排名第
   一，是地瓜葉的三到十倍。
2. 營養方面則有蛋白質、豐富維生素 B 1、
   B2、菸鹼酸，能參與生理機能代謝，因此
   被認為有提高免疫力、健胃、理氣、止
   瀉、潤膚等功效。
3. 醫學研究發現，香椿葉對金黃色葡萄球
   菌、傷寒桿菌、痢疾桿菌等有明顯的抑制
   及殺菌作用，可防治感冒和肺炎，還能穩
   定血糖、降低血壓。

秘製調味醬

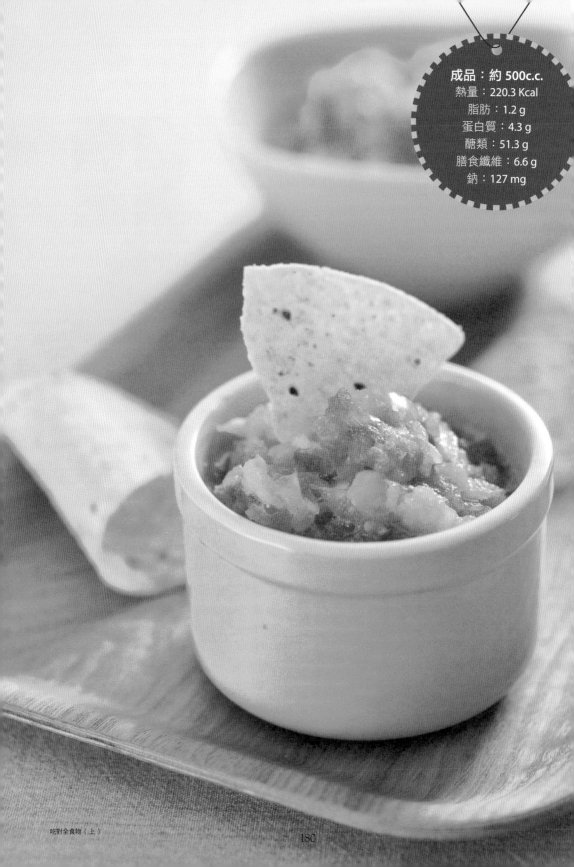

成品：約 500c.c.
熱量：220.3 Kcal
脂肪：1.2 g
蛋白質：4.3 g
醣類：51.3 g
膳食纖維：6.6 g
鈉：127 mg

特別適用：小朋友、青少年或上班族當健康點心、
下午茶

莎莎醬

材料

1. 牛番茄 ——— 2顆
2. 黃甜椒 ——— 半顆
3. 洋蔥 ——— 半顆
4. 蜂蜜 ——— 2大匙
5. 檸檬汁 ——— 40c.c.
6. 鹽 ——— 1/4茶匙
7. 辣椒粉 ——— 少許

用途

搭配洋芋片、玉米餅或墨西哥餅。

做法

將所有材料置入調理機容杯，蓋緊杯蓋，先將調速鈕轉至刻度3，啟動電源，打約20秒，過程中需使用攪拌棒協助調理。至顆粒平均切碎即完成。

叮嚀

1. 這道莎莎醬可搭配全麥吐司或全玉米片來吃，熱量低、纖維多，有助於控制體重，是好吃又健康的點心。
2. 小朋友愛吃的洋芋片、玉米片，因含油量高且燥熱，搭配這三樣涼性蔬果一起吃，可減少燥熱、發炎。
3. 胃虛寒者、經期間，要控制食用量。

小常識

1. 番茄、甜椒均富含維生素C與植物化學素，具有強力的去自由基能力，能防止血管破裂老化、抑制癌細胞生長、提高免疫功能、促進皮膚健康。
2. 吃洋蔥能殺菌、治感冒鼻塞。洋蔥也是最能夠防止骨質流失的一種蔬菜，甚至比骨質疏鬆治療藥品還要好。更含有豐富的纖維，能降血脂，促進腸胃蠕動，有助於調節腸道菌叢生態，增強免疫力。

秘製調味醬

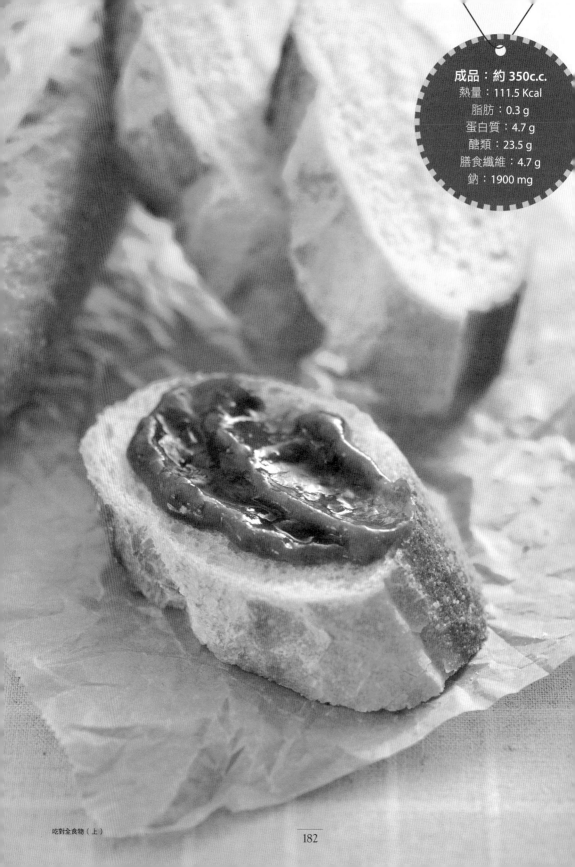

特別適用：甲狀腺腫大、高血壓、動脈硬化、支氣
管炎、白血病、胃癌患者

海苔醬

材料
1. 乾昆布———— 12g
2. 金針菇———— 45g
3. 醬油膏———— 2.5大匙
4. 味霖———— 1大匙
5. 冷開水———— 90c.c.

做法
1. 水煮滾後熄火，將擦拭乾淨的昆布放入鍋中燜10分鐘，瀝乾備用。
2. 金針菇汆燙瀝乾備用。
3. 將2/3的昆布、金針菇、醬油膏、味霖和冷開水置入調理機容杯，蓋緊杯蓋，打約30秒鐘，完成後打開杯蓋。
4. 將剩餘的1/3昆布置入容杯，蓋緊杯蓋，先將調速鈕轉至刻度5，啟動電源，打約10秒鐘，把昆布切成顆粒狀。完成後關掉電源，打開杯蓋倒入容器中。

用途
塗抹饅頭、麵包、吐司、蘇打餅乾；或拌麵、稀飯吃。

小常識
1. 昆布（也叫海帶）含有鈣質、維生素、礦物質、纖維，是很好的鹼性食物。還含有一層粘連蛋白（laminin），是一種特殊的胺基酸，具有降血壓的作用。
2. 昆布含大量鈣質，是成長期兒童最需要的。缺乏鈣質，容易煩躁，抗壓力和注意力都會降低。昆布也含有大量的碘，能讓皮膚變得更漂亮；還含有能夠改善貧血、讓氣色變好的鐵質。
3. 金針菇能促進兒童智力發育，因此又被稱為「增智菇」。常食用金針菇還可以降低膽固醇。最近發現金針菇含有一種蛋白，可以預防哮喘、鼻炎、濕疹等過敏症，也可提高免疫力，對抗病毒感染及癌症。

秘製調味醬

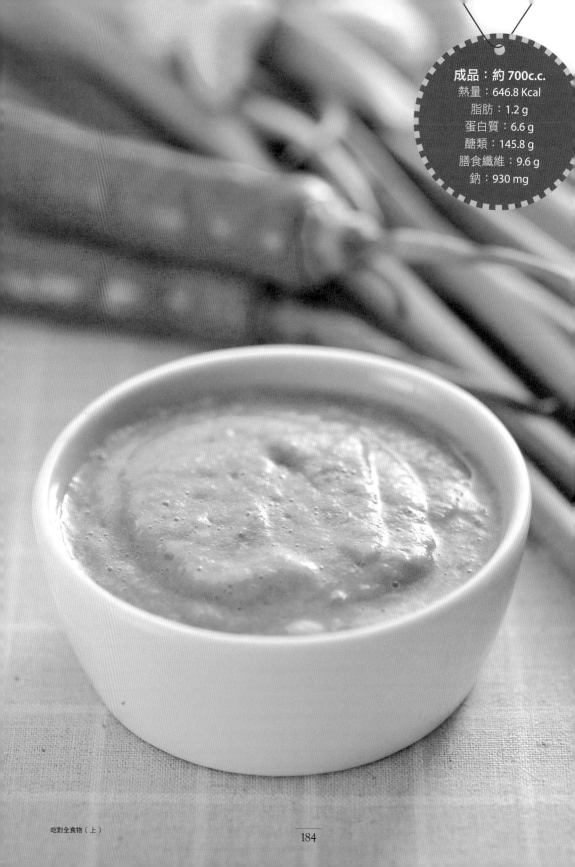

成品：約 **700c.c.**

熱量：646.8 Kcal

脂肪：1.2 g

蛋白質：6.6 g

醣類：145.8 g

膳食纖維：9.6 g

鈉：930 mg

自製烤肉醬

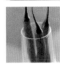

材料

1. 牛番茄————300g
2. 辣椒————20g
3. 蒜頭————50g
4. 薑————80g
5. 蔥————40g
6. 醬油————10c.c.
7. 米酒————30c.c.
8. 鹽————2茶匙
9. 原色冰糖————50g
10. 冷開水————100c.c.
11. 蓮藕粉————1米杯.

做法

1. 牛番茄洗淨去蒂，另一端以刀子輕畫十字，放入滾水中汆燙1分鐘，撈起去皮。
2. 將所有材料置入調理機容杯，蓋緊杯蓋，打約1分鐘。完成後，將烤肉醬倒入鍋中，以小火煮約5分鐘，過程中須不斷攪拌，煮至濃稠狀即完成。

小常識

1. 每逢中秋節，烤肉幾乎成了例行活動，市售烤肉醬最大缺點就是含油高、含鈉高，對心血管造成極大負擔，使用新鮮食材自製烤肉醬，就可避免這些缺點，即使烤肉也要吃的健康。

2. 選用新鮮番茄製作烤肉醬，主要考量其有強力抗氧化性，可清除自由基、延緩老化、防癌、預防心血管疾病，還有高鉀可利尿清熱降壓。

3. 蔥、薑、蒜不僅能調味，也都含豐富植化素，具有強力抗氧化作用，能減少燒烤食物帶給身體的負擔。

4. 選用藕粉來勾芡成黏稠狀，主要考量藕粉比起其他精緻澱粉（如樹薯粉或太白粉），還有更多營養素，如鐵質。

秘製調味醬

PART4

開胃菜

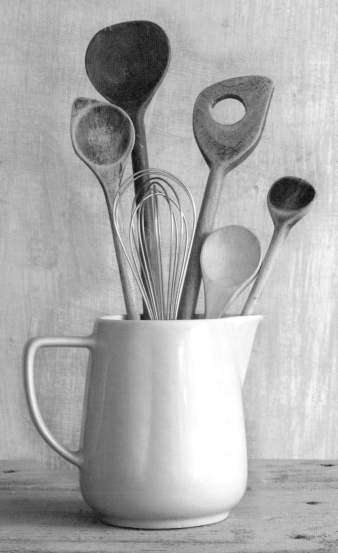

我最喜歡涼拌菜，因為它是標準的無油煙菜餚。常常是汆燙一下，加入佐料或醬料就可以上桌，絕沒有過度烹煮以致營養流失的問題，所以非常符合我快速、簡單、營養、好吃的要求，也是我突然有客人來用餐時的救命法寶。

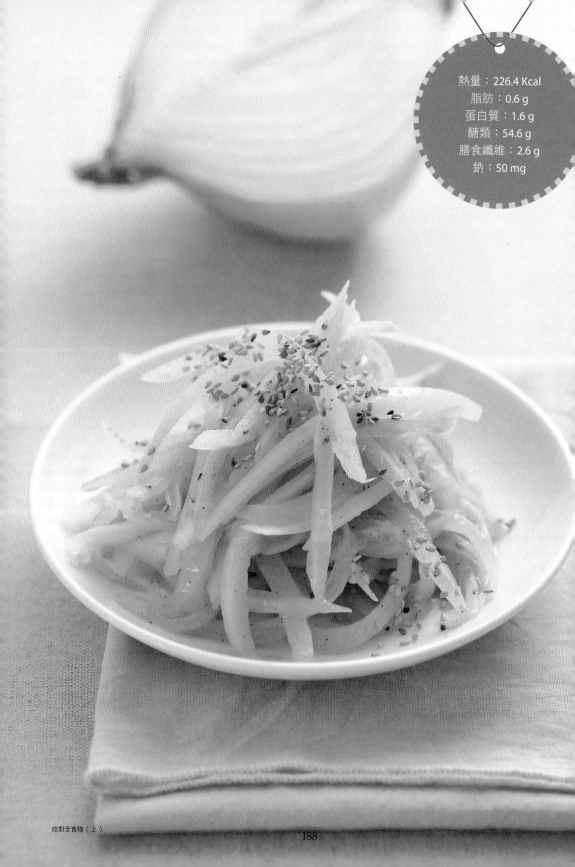

熱量：226.4 Kcal
脂肪：0.6 g
蛋白質：1.6 g
醣類：54.6 g
膳食纖維：2.6 g
鈉：50 mg

涼拌洋蔥

材料

1. 洋蔥 —————— 1個
2. 和風醬 —————— 4大匙

叮嚀

1. 這道菜簡單、爽口、營養豐富，很適合當前菜來開胃。省產黃洋蔥滋味很甜，也可以加白洋蔥、紫洋蔥一起切絲，甚至拌上一些香菜梗，顏色會更美麗。
2. 怕太冰胃受不了，也可以把切絲的洋蔥放滾開的水中汆燙３０秒，甩去水分，再淋上醬汁，就變成溫拌洋蔥，一樣好吃。
3. 媽媽說洋蔥要選扁的比較好吃，大家可以比較看看。

做法

1. 洋蔥洗淨，瀝乾，放冰箱冷藏數小時，去除嗆味，比較好切，滋味比較鮮甜。
2. 將冰過的洋蔥切絲，也可再用冰水冰鎮，增加脆度。
3. 將洋蔥淋上自製和風醬汁，撒一些芝麻粒作為裝飾，就完成了。
4. 也可放一些烤過的柴魚片，增加爽脆的口感與風味。

小常識

1. 和大蒜一樣，洋蔥也含有大蒜素等含硫化合物，所以氣味很重，但也因此能夠殺菌。洋蔥也含有類黃酮與硒等抗氧化物質，可增強免疫力、抗癌、降血脂及降血糖。同時洋蔥含有豐富的鈣、磷、鐵、鉀等礦物質，能預防骨質疏鬆，還有豐富的果寡糖，有助於增加腸道內的好菌。
2. 有研究發現，洋蔥中的化合物可以阻止血小板凝結，並加速凝塊的血液溶解，所以吃高脂肪食物時，不妨搭配洋蔥，抵消高脂食物造成血液凝塊。生食洋蔥還可以預防感冒。

開胃菜

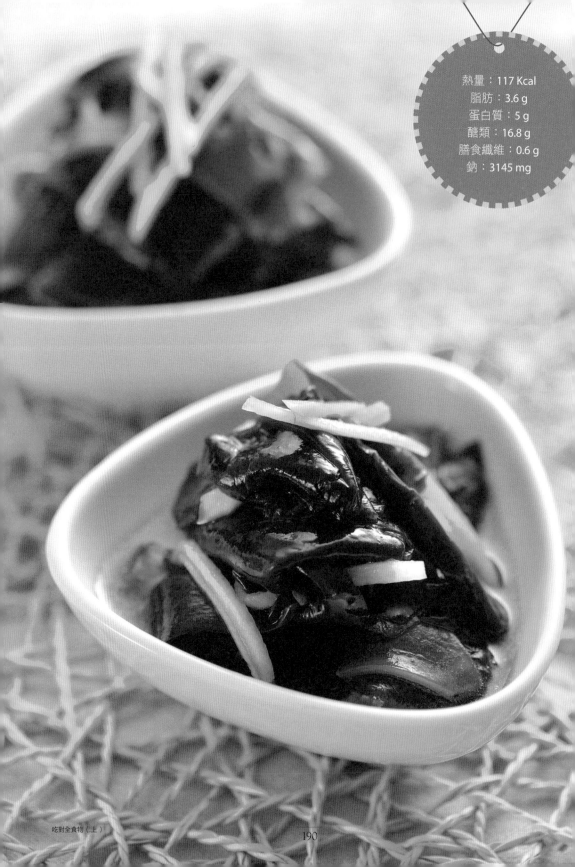

熱量：117 Kcal
脂肪：3.6 g
蛋白質：5 g
醣類：16.8 g
膳食纖維：0.6 g
鈉：3145 mg

涼拌海帶芽

材料

1. 海帶芽————— 15g
2. 老薑————— 少許
3. 白芝麻————— 少許

調味料

1. 醬油————— 4匙
2. 醋————— 2匙
3. 蜂蜜————— 1/2大匙
4. 冷壓芝麻油—— 少許

做法

1. 海帶芽泡好水30分鐘、洗淨。
2. 薑切絲，備用。
3. 將海帶芽放進滾水中汆燙2分鐘，撈起，放冰水中冰鎮。
4. 將海帶芽、薑絲和調味料拌勻，再撒上芝麻即成。

小常識

海藻類含有非常豐富的碘，對缺碘引起的甲狀腺腫大很有幫助。同時海帶中含有一種褐藻氨酸，有很好的降血壓作用。對消除水腫和便秘也有不錯的效果。

叮嚀

可以用同樣的方法來涼拌海珊瑚（泡法及營養成分請見p.110翡翠燕窩）和黑木耳。中醫認為黑木耳可滋腎補肺，養肝安神，幫助通便，減少痔瘡出血。現代醫學研究認為它鐵的含量比肉類高100倍，鈣的含量是肉類的30~70倍，維生素B2比肉類高3~5倍，營養價值很高。

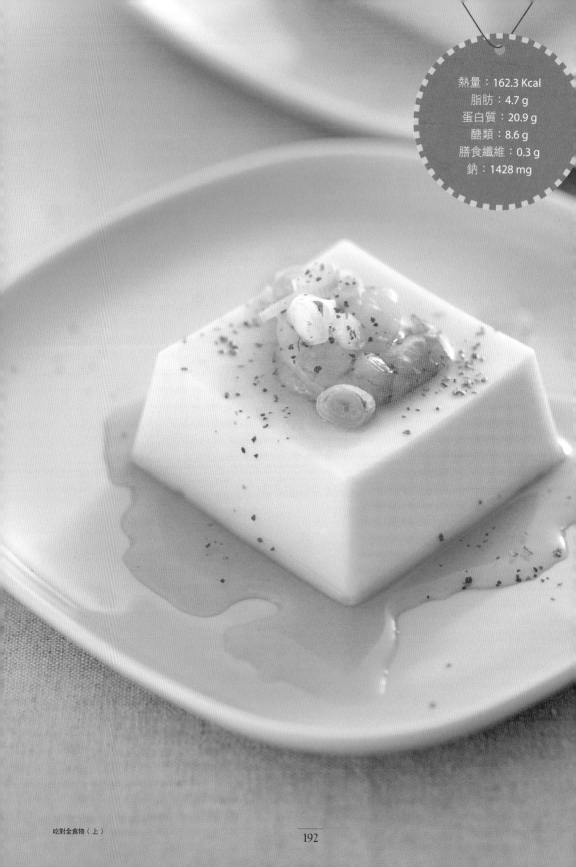

熱量：162.3 Kcal
脂肪：4.7 g
蛋白質：20.9 g
醣類：8.6 g
膳食纖維：0.3 g
鈉：1428 mg

芙蓉蝦仁

材料

1. 芙蓉豆腐 ——— 2盒
2. 蝦仁 ————— 適量
3. 蔥花 ————— 少許

調味料

芙蓉豆腐內附佐料，
或柴魚醬油

做法

1. 蝦仁挑除泥腸，放入滾水中燙10秒，撈出，放冰水中冰鎮10分鐘。
2. 芙蓉豆腐撕去包裝，倒入小盤中，一人一份（如果覺得份量太多，可將一塊豆腐切成兩半，一人半塊）。
3. 將芙蓉豆腐所附佐料均勻倒在豆腐上。
4. 蔥綠色部分切蔥花，均勻放在豆腐中心點，再放上蝦仁即大功告成。

小常識

芙蓉豆腐的成分和蛋豆腐相仿，營養價值也相近；口感介於豆花和布丁之間，細膩柔滑，生吃就非常爽口。

叮嚀

1. 如果突然有客人來，或是準備的菜量不足，這道菜很快就可以搬上檯面，只要一點點巧思擺得美美的，就可以拿來待客，做法非常簡單。
2. 不喜歡蝦仁，也可以撒些蔥花、薑末或擠點芥末，再擺上香香脆脆的乾柴魚片，也是清爽不膩口的開胃小菜。

熱量：346.4 Kcal
脂肪：3.3 g
蛋白質：20.6 g
醣類：61.8 g
膳食纖維：12.4 g
鈉：779 mg

酪梨沙拉

材料

1. 酪梨————————1個
2. 胡蘿蔔————————半條
3. 馬鈴薯————————1個
4. 蝦仁————————適量

調味料

豆腐美乃滋
（做法見p.170）

叮嚀

夏天中午吃不下飯，這道菜就可以是營養均衡的一餐。它也可以當開胃前菜或沙拉，不過酪梨就要選中小型的，否則這道菜吃下去就飽了。

做法

1. 蝦仁挑除泥腸，放入滾水中燙10秒，撈出，放冰水中冰鎮10分鐘。
2. 酪梨切半，去核，備用。
3. 胡蘿蔔、馬鈴薯切丁蒸熟或煮熟。
4. 將煮熟的胡蘿蔔、馬鈴薯丁和蝦仁，用豆腐美乃滋拌勻，再放進酪梨凹處就完成了。

小常識

酪梨被認為可以美膚養顏、抗老化，這是因為它含有豐富的 β-胡蘿蔔素、維生素B群、C、E、必需脂肪酸與多種礦物質。酪梨的脂肪含量特別高，但是這些脂肪主要是對人體有益的單元不飽和脂肪酸及必需脂肪酸，所以有利於血脂肪的控制。也因為脂肪含量高，酪梨脂溶性維生素（如維生素E與 β-胡蘿蔔素等）的含量比其他的水果高且更好吸收；而水溶性維生素（如維生素B群與C等）的含量卻不遜於其它水果。酪梨也含有豐富的膳食纖維與鉀、鎂等礦物質。也就是説，一般水果有的優點，酪梨都有；而一般水果沒有的優點，酪梨更多。

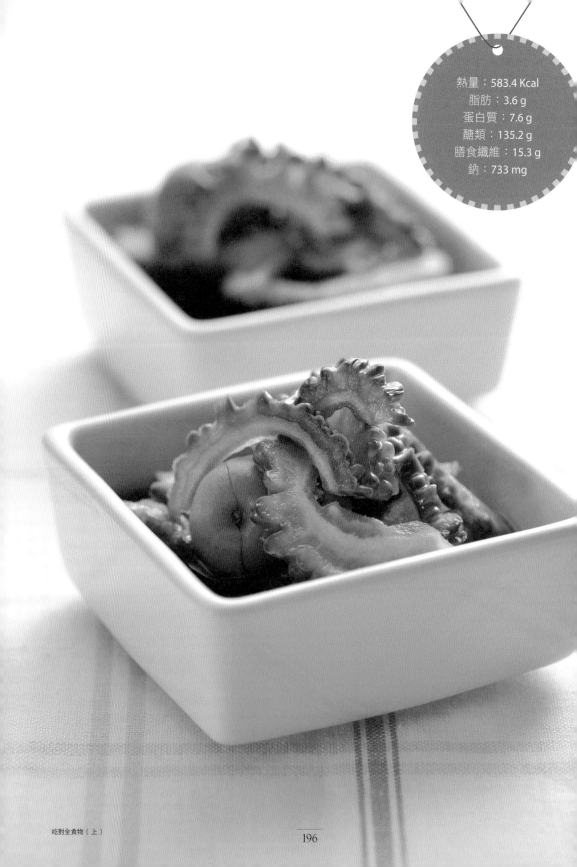

熱量：583.4 Kcal
脂肪：3.6 g
蛋白質：7.6 g
醣類：135.2 g
膳食纖維：15.3 g
鈉：733 mg

紫蘇苦瓜

材料

1. 山苦瓜————— 1條
   （青苦瓜亦可）
2. 紫蘇梅汁————— 200c.c.
3. 冷開水————— 100c.c.
4. 紫蘇梅————— 3～4粒
5. 原色冰糖————— 3大匙

做法

1. 苦瓜洗淨對切，去除白色果瓢及子，切薄片，過冰水，瀝乾，備用。
2. 將紫蘇梅汁、冷開水、紫蘇梅及冰糖放入鍋中，煮開，熄火，放涼。
3. 將放涼的紫蘇梅汁倒入保鮮盒，放入冰鎮過的苦瓜（汁液須蓋過苦瓜），置冰箱冷藏一夜，即可食用，酸甜帶點苦的味道，非常爽口。

叮嚀

1. 苦瓜表面顆粒多，農藥不易洗淨，可以先用橘寶稀釋的水浸泡，用軟毛刷刷洗，再多沖幾次水，然後用冰開水冰鎮一下。白色果瓢刮得越乾淨，越可以減少苦味。
2. 紫蘇梅汁煮好以後，可以丟2、3片新鮮的紫蘇葉進去，更增添風味。也可以將用過的紫蘇梅汁冷凍起來，重複使用。

小常識

1. 《黃帝內經》記載：夏長養心，宜多苦少鹹。所以夏天可以多吃苦瓜，清心、明目、養肝。
2. 苦瓜含苦瓜苷、多種胺基酸、果膠等成份，尤其維生素C的含量相當於番茄的7倍，蘋果的17倍，有益於調節身體代謝，增強免疫功能，促進皮膚癒合。苦瓜具有明顯的降血糖作用，糖尿病患者可以多吃。同時苦瓜裡含有大量的清脂素，所以可以減肥，不過一定要生吃才有效，而且一天要吃三、四條。但是苦瓜性涼，吃太多脾胃可能受不了，建議適量就好。

開胃菜

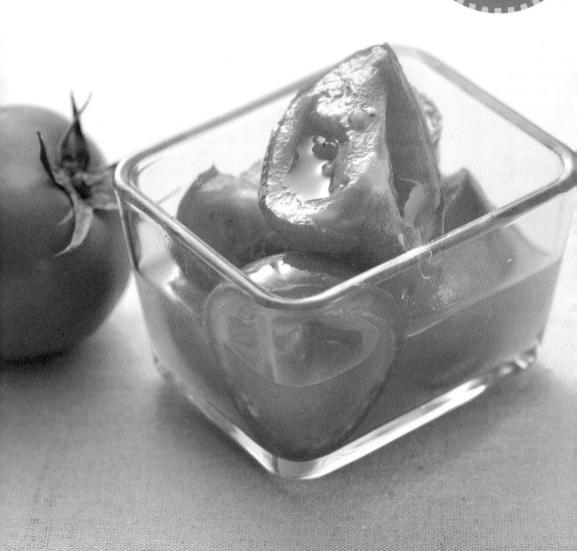

熱量：261.5 Kcal
脂肪：0.7 g
蛋白質：2.8 g
醣類：64.3 g
膳食纖維：3.6 g
鈉：29 mg

梅汁番茄

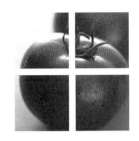

材料

1. 牛番茄 ——— 2個
2. 白醋 ——— 2大匙
3. 蜂蜜 ——— 4大匙
4. 梅粉 ——— 2小包
5. 冷開水 ——— 30c.c.

叮嚀

1. 這道菜非常簡單卻滋味無窮，當前菜很開胃，顏色又鮮豔，非常受歡迎。
2. 梅粉在超市就可以買到，要買小包、淺粉色的。我試過一種褐色的，結果汁也變成褐色，美感就差很多。梅粉買小包的，比較容易保存。
3. 也可以直接用話梅，但要注意分量與鹹度。如果用話梅可以將果肉剪碎，撒在番茄上，增加視覺與口感。

做法

1. 番茄洗淨，用開水燙一下，不用去皮，切小塊。
2. 將番茄、調味料和冷開水放入保鮮盒，調勻，冷藏3~24小時，就可以入味。
3. 擺盤，放點綠色香草裝飾，美美上桌。

小常識

1. 美國的《時代》雜誌，在2002年初根據科學家實驗的結果，評選番茄是十大超級食物第一名，但是在19世紀以前，番茄還被認為有毒，只能做觀賞植物。
2. 很多人做這道菜喜歡用小番茄，還要去皮，其實番茄果皮的營養是果肉的三倍，所以我通常不去皮。同時，大番茄是蔬菜，小番茄被歸類為水果，所以我喜歡用大番茄，用黑柿番茄做這道也很棒。
3. 番茄生吃可以吸收維生素C，熟吃特別是油炒，可以吸收豐富的胡蘿蔔素與茄紅素，所以應該兩種輪流吃。我們家也常吃番茄炒蛋，營養豐富又美味，百吃不厭。我喜歡先炒番茄再加蛋，蛋可以充分吸收番茄的汁液，香嫩可口。

開胃菜

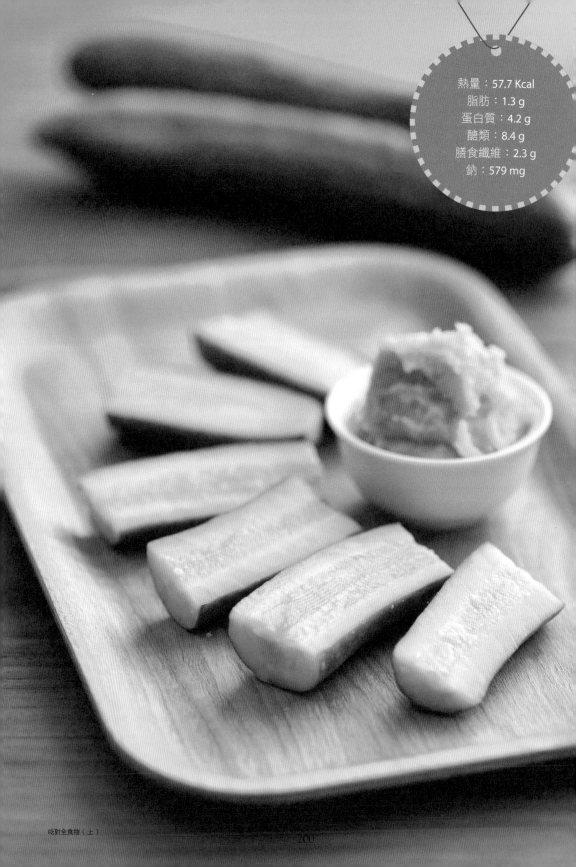

熱量：57.7 Kcal
脂肪：1.3 g
蛋白質：4.2 g
醣類：8.4 g
膳食纖維：2.3 g
鈉：579 mg

味噌小黃瓜

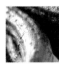

材料

1. 有機小黃瓜 —— 2條
2. 味噌———— 適量

叮嚀

1. 小黃瓜直接生吃能保留最多營養素，口感也很好，但小黃瓜屬於連續採收農作物，可能有農藥殘留的疑慮，要生食最好買有機栽種。

2. 小黃瓜較涼，因此生理期間、感冒、或大便溏稀不建議吃。手腳冰冷的人，可以先喝碗熱湯再食用（這也是我的進食原則，先喝碗溫熱的湯，再吃生菜、熟菜）。

3. 黃瓜的嫩籽含有豐富的維生素E，只要挖淺淺一道痕即可，也可直接抹上味噌。最好要吃時再抹味噌，以免小黃瓜脫水，口感沒那麼脆。

4. 我過去很執著買一種帶有米粒的味噌抹小黃瓜，而且要把小黃瓜切成特殊的角度，美則美宜矣，但較費事。後來發現不管用哪一種味噌，滋味都不錯，而且直接切段擺在白盤上也很引人食欲。

做法

1. 挑選較直、粗細均勻的小黃瓜，清洗乾淨，保鮮盒中放冰塊，讓小黃瓜睡冰床中，再放置冰箱冷藏3小時。

2. 將冰鎮好的小黃瓜去頭尾，切5、6公分長，每段再切成兩半。

3. 淺淺在果瓤中挖一條溝，抹上味噌。

小常識

1. 小黃瓜有抑制醣類物質轉化為脂肪的丙醇二酸，能減少脂肪產生；水溶性纖維含量高，具有調節膽固醇的功能；富含鉀、鈣、鐵等礦物質及維生素A、B、C等；很適合想減肥或降三高的人。

2. 中醫認為小黃瓜可清熱解毒、退火、利尿、清血，對肝臟有幫助，像指甲容易斷裂的人，可以生吃小黃瓜，協助清肝火。

3. 生吃小黃瓜時，會帶有一點點苦味，不過就是因為這個苦味所以具有消炎、退火的作用，可利用味噌的甘和鹹中和苦味，更開胃也更有風味。

開胃菜

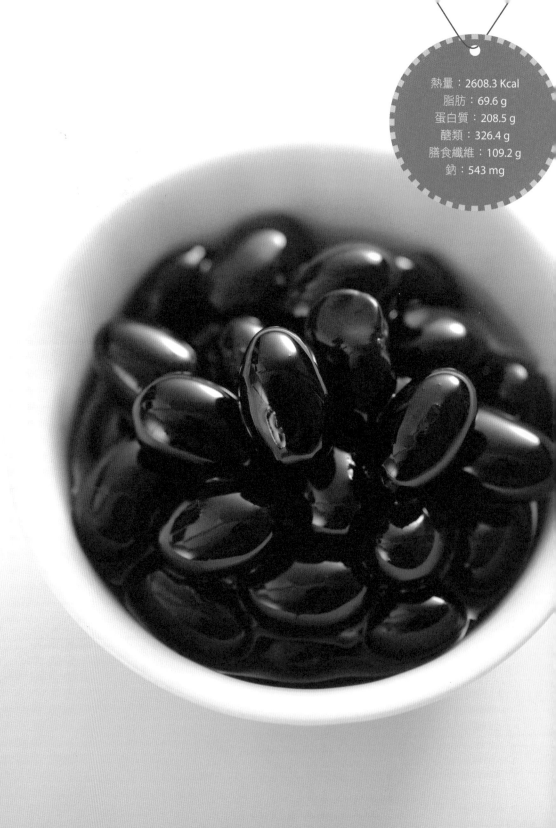

熱量：2608.3 Kcal
脂肪：69.6 g
蛋白質：208.5 g
醣類：326.4 g
膳食纖維：109.2 g
鈉：543 mg

蜜漬黑豆

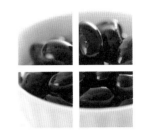

材料

1. 黑豆（台南五號或八號）
　————————— 600克
2. 好水 ————— 4公升
3. 二砂（赤砂糖）150公克
4. 黑糖 ————— 50公克
5. 鹽 ————— 1小茶匙
6. 醬油 ————— 一大匙
7. 蜂蜜 ————— 適量

叮嚀

1. 這樣的方法煮黑豆手續繁複，但煮出來的黑豆圓亮鬆軟。怕麻煩也可以將黑豆浸泡12小時，然後放蒸籠中，大火蒸一小時，放涼再浸泡熱糖水。
2. 要更省事，可以用快鍋將黑豆煮熟，續燜、放涼，再放入熱糖水中浸泡。
3. 因為費工，一次可多煮一點，放保鮮盒置冷凍庫保存，需要時取出，再煮過一次，放涼享用，滋味更佳。
4. 不管怎麼做，一定要豆子軟了才可以加糖，否則就再也煮不軟了。

做法

1. 將黑豆泡水約三小時後瀝乾。
2. 黑豆入鍋、加水蓋過黑豆，大火煮滾並倒水瀝乾（第一道水不算在4公升中，煮滾一定要倒掉瀝乾）。
3. 水4公升分四次加入黑豆鍋內，大火煮滾後再加下一次（像煮水餃，水滾後加水，等於要四開）。
4. 第四次加水煮滾後轉小火，燉煮約40~60分鐘至黑豆熟透，熄火、續燜、放涼（黑豆水放涼可當茶飲）。
5. 將二砂、黑糖、醬油、鹽，加水（或甘蔗汁）煮滾，再將放涼的黑豆浸泡在熱糖水中，加蜂蜜，浸泡一夜，隔天品嘗最佳。

小常識

黑豆不僅蛋白質含量高，是肉類的兩倍，而且質量好，容易消化吸收；又含有豐富的不飽和脂肪酸，有助降低血中膽固醇，對高血壓、心臟病患者有益。

開胃菜

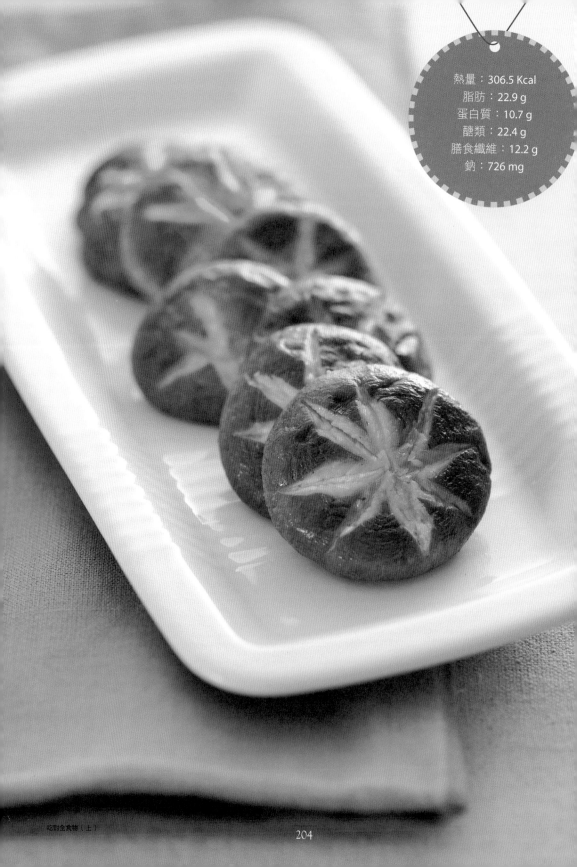

熱量：306.5 Kcal
脂肪：22.9 g
蛋白質：10.7 g
醣類：22.4 g
膳食纖維：12.2 g
鈉：726 mg

乾煎鮮香菇

材料

1. 鮮香菇———— 300克
2. 奶油———— 1/2小塊
3. 胡椒鹽———— 一茶匙

叮嚀

1. 由於菇類鉀含量高,需限鉀的腎臟病患,最好避免食用。同時,菇類普林含量偏高,急性痛風期不能碰,尿酸高的人也只能少量吃,以免痛風發作。

2. 我很少用動物油脂做菜,但煎鮮香菇用奶油確實比較香,加上胡椒鹽,引人食指大動,即使涼了也很好吃,所以我通常把它當開胃前菜,非常受歡迎。

3. 雖然用的是奶油,但現在的不銹鋼複合金鍋傳熱均勻,再加上鍋蓋完全密封,可以利用香菇自身水氣蒸熟,所以油量不用多。

做法

1. 鮮香菇洗淨,瀝乾水分。
2. 瓦斯爐開中小火,不銹鋼鍋先熱鍋,放入奶油。
3. 將香菇放入鍋中,蓋上鍋蓋,用中小火煎約2分鐘,鍋蓋冒出蒸氣,打開鍋蓋撒上胡椒鹽,將香菇翻面。
4. 蓋上鍋蓋,再煎兩分鐘,鍋邊冒出蒸氣、香味撲鼻,即可熄火起鍋。

小常識

1. 熱量低、纖維質含量豐富,是菇類的一大特色。以100公克新鮮香菇為例,膳食纖維約有3.3公克到4.6公克。20多種人體必需胺基酸,香菇全都有。在維生素方面,菇類的 B 群含量頗為豐富。香菇同時也是高鹼性食物,有助血液維持微鹼性。

2. 科學家在香菇的孢子內發現一種多醣體,能誘導體內干擾素的產生,以干擾病毒的繁殖,有助於疾病預防,所以常吃點菇類有益身體健康。

開胃菜

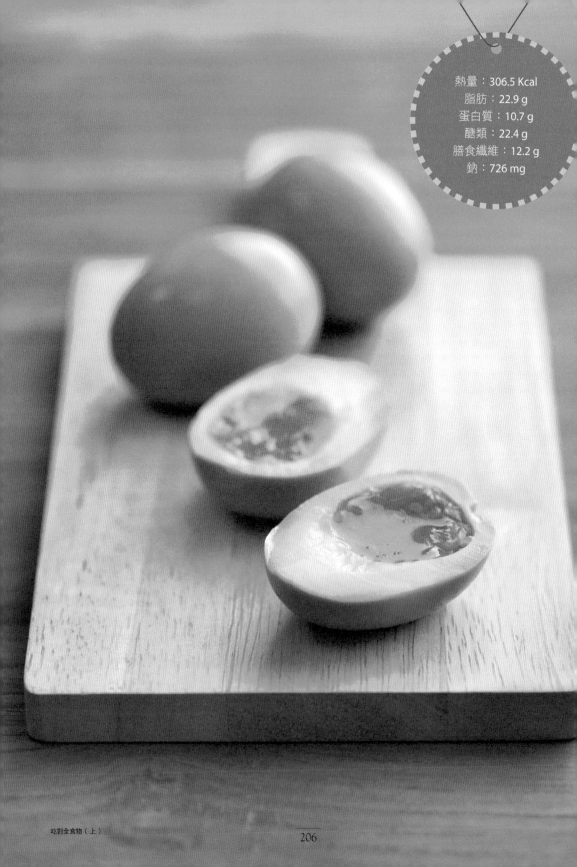

熱量：306.5 Kcal
脂肪：22.9 g
蛋白質：10.7 g
醣類：22.4 g
膳食纖維：12.2 g
鈉：726 mg

黃金蛋

材料

1. 鴨蛋 ———————— 12個
2. 醬油 ———————— 200c.c.
3. 砂糖 ———————— 5大匙
4. 米 ———————— 2大匙
5. 茶葉 ———————— 2大匙
6. 八角 ———————— 7粒

叮嚀

1. 煙燻法較香，但浸泡法比煙燻法簡單很多，怕麻煩可以嘗試用浸泡法。

2. 梅汁番茄、味噌小黃瓜、蜜漬黑豆、乾煎鮮香菇、黃金蛋，都是我家宴客時常備的開胃前菜，顏色繽紛，口感也各異其趣，酸、甜、鹹、香、脆、濃郁，主菜還沒上桌，視覺與味覺已飽了一半，誰說蔬菜一定沒滋味。

做法

1. 蛋如從冰箱取出，須先放置室溫一小時回溫。

2. 水煮滾後加鹽巴，放入鴨蛋，轉中火，煮5分鐘，熄火。取出鴨蛋放冷水中浸泡10分鐘，去殼。

3. 去殼鴨蛋，放入200c.c.醬油與3大匙砂糖調成的醬汁中，浸泡20分鐘，中間需翻動，讓每粒蛋的每一面都浸泡到醬汁。

4. 炒菜鍋內放鋁箔紙，亮的一面朝上，放入米、茶葉、八角與2大匙砂糖，上面放一高約10公分的格架，把泡過醬汁的蛋放在格架上，蓋上蓋子，開小火，燻5分鐘，熄火，再燜5分鐘，好吃的黃金蛋就大功告成啦！

小常識

1. 我試過雞蛋，成功機率較低。重點是蛋白熟透，而蛋黃呈糖心狀。煮的時間和火的大小都有關係，多試幾次就可掌握訣竅。

2. 除了煙燻，亦可用浸泡，將鍋中放水600c.c.、醬油200c.c.、冰糖1茶匙、八角數粒，煮滾後放涼，將做法2的鴨蛋放入，浸泡一天半即可。

開胃菜

健康速食

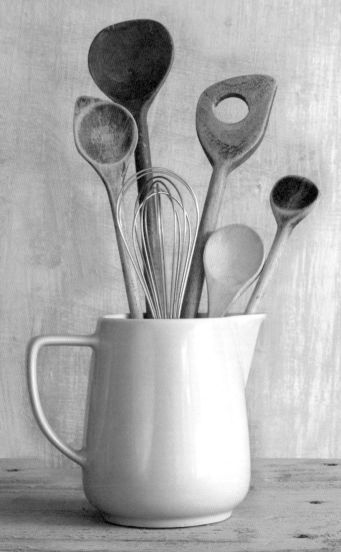

現代人生活步調越來越快，速食應運而生，但是美式速食如漢堡、炸雞、披薩，在不斷攻城掠地，佔領越來越多人的餐桌之後，現在也成為眾矢之的。因為人們發現，這些高油、高脂搭配高糖飲料的速食，跟現代人出現一個個健康紅字有密切的關聯。

　　那麼，速食和健康能夠握手言和、兼容並存嗎？也就是速食能變健康嗎？或者健康的食物也能既簡單、快速、又美味嗎？

　　在時間有限，又不想外食的時候，我會利用這幾個解決方案，希望給你一些靈感，也啟發你更多的創意和行動。

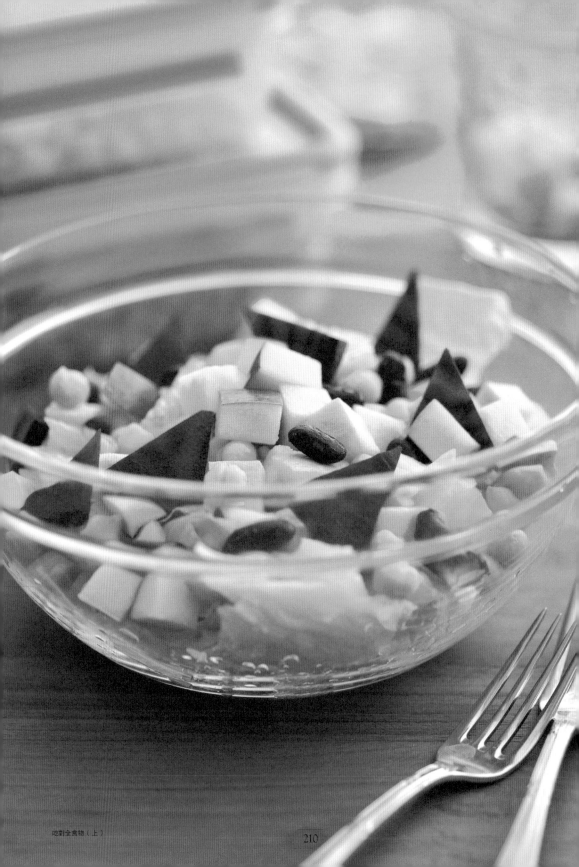

全營養沙拉

材料

1. 萵苣葉————3片
2. 羅蔓————2片
3. 蘋果————1/2顆
4. 芭樂————1/2顆
5. 甜菜根————50g
6. 煮熟鷹嘴豆——50g
7. 煮熟花豆————50g

調味料

自製和風醬、涼麵醬、豆腐美乃滋醬或油醋醬適量

叮嚀

1. 這道沙拉主食、蛋白質和蔬果皆有，營養相當均衡。
2. 很多女性吃沙拉減肥，卻越減越肥，問題就出在醬料上。美國膳食協會指出，一般人最常點的凱撒沙拉就有脂肪50克，熱量650卡，超過一份牛排，所以自己製備還是比較安心。
3. 盡量選當季蔬果，顏色盡量豐富，可加點堅果類。想吃點動物性蛋白質可以加水煮蛋、起司、燙熟的雞胸肉或燻鮭魚。

做法

1. 萵苣葉、羅蔓，洗淨、瀝乾水分，撕或切成適口大小；蘋果、芭樂洗淨、瀝乾、切塊或丁；甜菜根燙熟切片，一起放保鮮盒冰鎮。
2. 鷹嘴豆、花豆洗淨泡水後，放電鍋煮熟（一次可煮多量，放冰箱冷凍），撒在蔬果沙拉上。
3. 醬料另用小保鮮盒盛裝，吃時再拌勻。

小常識

1. 沙拉中最常使用的萵苣，包含美生菜和羅蔓，不僅病蟲害少，農藥使用量少，營養價值也令人驚喜。因為萵苣中豐富的 β 胡蘿蔔素和纖維，可以預防乳癌、結腸癌及心臟病。哈佛護理健康研究也發現，每天吃一份以上萵苣的女性，比每星期才吃一次的人，骨折的機率少了45%，因為萵苣富含維生素K，可以強化骨骼。
2. 鷹嘴豆和花豆雖然都屬雜糧類，比較像主食，但它們也都含有蛋白質，像鷹嘴豆蛋白質含量佔28%，人體必需的8種胺基酸全部具備。

健康速食

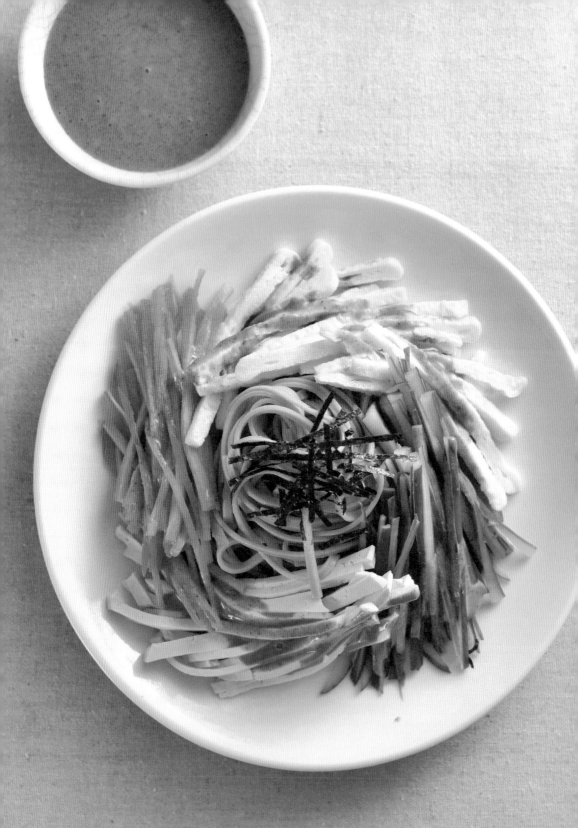

四色涼麵

材料（三人份）

1. 小黃瓜———— 1.5條
   （切絲）
2. 胡蘿蔔———— 中型1條
   （切絲）
3. 原味豆干———— 2片
   （切絲）
4. 雞蛋———— 1顆
   （做蛋絲的材料）
5. 自製涼麵醬———— 約6大匙
   （做法請見p.168）
6. 麵條———— 1把

叮嚀

1. 夏天天熱，胃口不好，涼麵是很好的開胃食物，尤其自製涼麵醬，香味濃郁，鹹、甜、酸味混合成豐富的口感，讓人胃口大開。
2. 可以加入更多蔬菜，讓顏色更繽紛，營養更豐富。這也是適合全家一起動手的簡單料理。

做法

1. 燙麵的水量要多，起碼要蓋過麵條一半以上，以使水溫快速上升到一百度。水在大滾的時候，一次把所有的麵條放進去，轉小火繼續燙麵。煮約3分鐘，可先夾一條麵條掐開觀察，如果沒有白色的麵粉狀，就表示麵條已經完全煮熟。
2. 將麵條撈起，放室溫中吹涼一分鐘，拌進少許香油以免麵條沾黏，並用電風扇吹涼。
3. 將小黃瓜洗淨、切絲；胡蘿蔔洗淨、切絲，用油略炒一下，滋味更好，也可吸收到更多 β-胡蘿蔔素。
4. 豆干燙熟、切絲；或用滷豆乾切絲。
5. 蛋打散，用平底鍋煎熟切絲。
6. 麵條鋪底，放上小黃瓜絲、胡蘿蔔絲、豆干絲、蛋絲，淋上涼麵醬即可。

健康速食

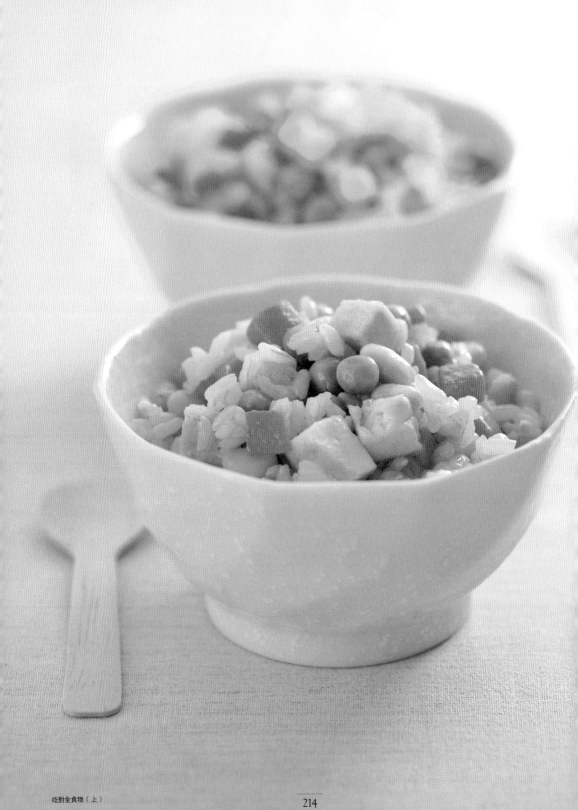

五彩拌飯

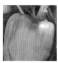

材料（三人份）

1. 糙米黃豆飯 ── 180g
2. 三色冷凍蔬菜 ─ 120g
3. 原味豆乾 ──── 一塊
4. 青椒及紅黃椒 ─ 20g
5. 橄欖油 ───── 1/2茶匙
6. 鹽、胡椒粉少許

叮嚀

1. 糙米黃豆飯做法：糙米2米杯+1/2米杯黃豆，以好水洗淨後，加入1.5倍的好水浸泡約3~4小時，放入電鍋，外鍋放2杯水蒸熟即可。
2. 我喜歡拌飯而非炒飯，是因為油量可以減少許多，且口感更勝炒飯。
3. 這道拌飯顏色漂亮，又營養好吃，穀類、豆類、蔬菜兼具，只要再加燙熟的綠葉蔬菜圍邊，就是均衡的一餐。也可加入絞肉或蛋丁，和三色冷凍蔬菜一起拌炒，口感和顏色都會更豐富。

做法

1. 青椒及紅、黃椒洗淨切小丁，豆乾切丁備用。
2. 平底鍋加橄欖油或苦茶油，放蔥段，將冷凍蔬菜和豆乾炒香，加少許水燜熟。
3. 將三色椒丁加入鍋中略炒，加少許鹽，拌勻熄火。
4. 將糙米黃豆飯和炒鍋中的蔬菜料拌勻後，再撒上少許的胡椒粉即可。

小常識

1. 其實青、紅、黃椒都可生食，不需要過分高溫拌炒，以免損失維生素C。彩椒不僅含豐富的胡蘿蔔素，也含有大量的維生素C和A，營養成分甚至超過番茄。
2. 三色冷凍蔬菜，有胡蘿蔔、玉米粒、豌豆仁或馬鈴薯，經冷凍殺青，可直接下鍋，是颱風期間或緊急時最好的蔬菜配料。

健康速食

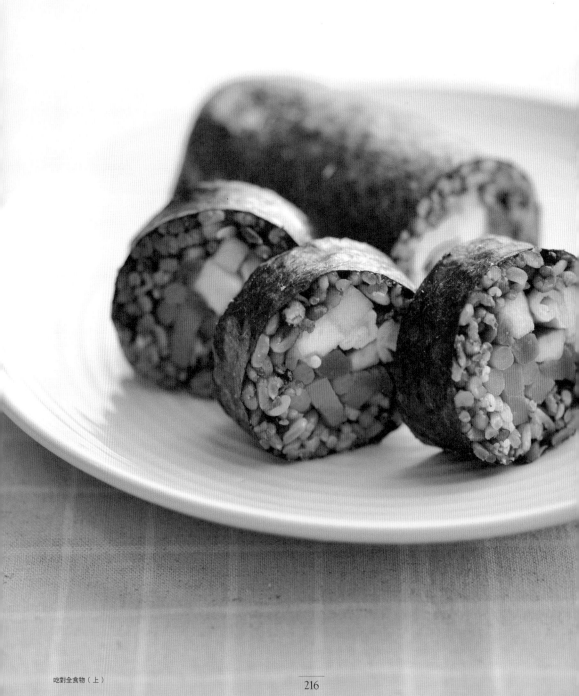

全穀壽司

材料

1. 五穀飯 ———— 約1碗
2. 壽司海苔片 2片（只用1 片包會太薄，易破）
3. 胡蘿蔔 ———— 半條 （切細條）
4. 小黃瓜 ———— 1條 （切細條）
5. 蘆筍 ———— 約3根
6. 雞蛋 ———— 1顆 （做蛋絲的材料）
7. 梅汁蘿蔔乾 —— 1條 （切細條）

叮嚀

1. 我覺得壽司和三明治都是很 棒的發明，是非常好的健康 速食。尤其是壽司，適合喜 歡吃米的民族。不過我認為 不一定要用白米飯拌醋，用 五穀飯製作，同樣美味，更 有口感。
2. 蘿蔔乾也是好食物，但一定 要遵古法製造，購買時要仔 細挑選。

做法

1. 胡蘿蔔燙熟、切條狀；蘆筍燙熟；小黃 瓜洗淨、切條狀；梅汁蘿蔔乾切細條； 蛋打勻，放平底鍋煎熟、切成條狀。
2. 竹製壽司捲片攤平，撕一張保鮮膜置於 其上，放壽司海苔片，將五穀飯攤平， 將胡蘿蔔、小黃瓜、蘆筍、梅汁蘿蔔 乾、蛋條放在飯上，捲緊。
3. 將捲好的壽司切段，即可。

小常識

1. 蘆筍享有「蔬菜之王」的美稱，含有豐富 的葉酸、天門冬胺基酸和多醣體等，經常 食用可消除疲勞、增強體力，提高身體免 疫力，特別對白血球生長有助益，因而成 為保健蔬菜之一，對抗癌、防癌皆有一定 功效。蘆筍尖端處普林含量較高，痛風發 作時應避免食用，尿酸過高的病人也要節 制食用量。
2. 蘆筍不可生吃，故需燙熟，但葉酸怕高 溫，所以稍微燙熟即可。可用開水煮一分 鐘，晾乾後裝入保鮮盒中，置冷凍櫃保 存，食用時再取出。

PART6

開心紓壓食物

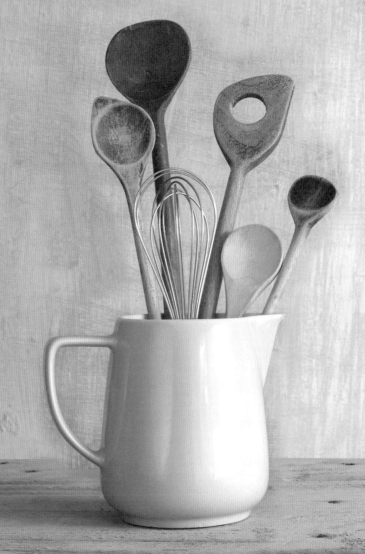

家裡吃得一向健康，老公有時會開玩笑的説：「每餐都吃得這麼健康，過生日的時候都不知道要怎麼慶祝。」

　　另外，很多人明明吃飽了，但就是擋不住飯後甜點的吸引力，所以有人開玩笑説：「甜點有另外一個胃。」

　　沒錯，人有兩個胃。一個是正常的胃，吃飽了就會發出訊息讓你不再想吃；另外一個胃是我們的大腦，因為大腦飲食中心跟成癮中心靠得很近，所以常常看到高油、高糖、高脂，充滿熱量的食物，就忍不住想大快朵頤，讓我們的成癮中心滿足一下，尤其在充滿壓力的情況下，更是如此。

　　所以我也要提供一些健康甜點，讓家人在歡樂時光能夠有好吃的食物慶祝，既滿足口慾，還能紓解壓力。

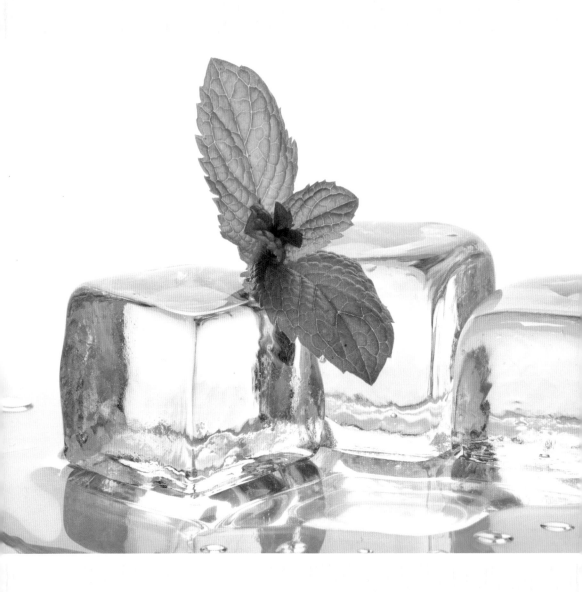

美味冰沙

擔心市售冰品有大腸桿菌和過量添加物的問題嗎？
自己動手做，省錢又健康。用天然的食物，也可以
變化出入口即化的好滋味，而且簡單易做，滋味不
輸名牌冰品。

根據傳統醫學的陰陽學說，人的體質是會跟著環
境變化而變化的，當夏季來臨，人體自然轉為偏
陽性，身體會燥熱，此時攝取寒涼性食物，就能調
節體質達到陰陽平衡。到了冬季，天氣轉涼，人體
也就跟著轉偏陰性，這時溫熱的食物就是最好的選
擇。因此善用調理機，隨著季節調製冰涼疏泄或溫
熱滋補的食物，就可幫助人體達到最佳狀態。

在某些情況下，冰涼流質飲食有時是唯一選擇，例
如：
（1）割除扁桃腺術後
（2）口腔外科手術後
（3）口腔潰爛無法進食者

不過冰涼流質飲食無法長期食用，需視身體狀況盡
快調回均衡飲食。還有經期中、體質偏寒的人，都
不適合冰涼飲食。

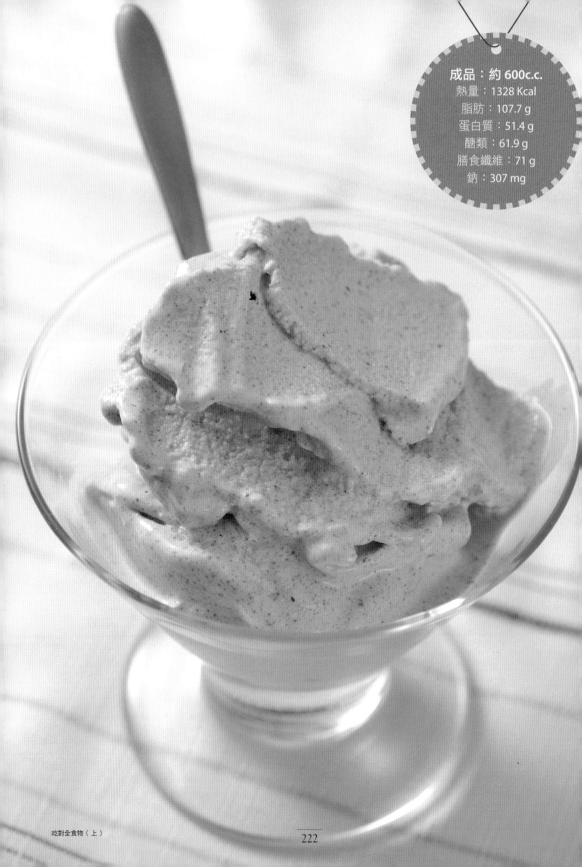

杏仁醬冰沙

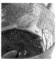

材料

1. 杏仁醬———— 200g
   （做法請見p.166）
2. 鮮奶———— 90c.c.
3. 冰塊———— 3米杯

做法

1. 將杏仁醬、牛奶及冰塊依序置入調理機容杯，蓋緊杯蓋，打約30~40秒鐘。
2. 最好使用有攪拌棒的調理機，比較方便調理濃稠的冰品，至冰塊都已打細，容杯內材料成漩渦狀即完成。

叮嚀

1. 調理冰沙或冰淇淋時，食材放置下層，冰塊放上層。
2. 我不太贊成吃冰，尤其是女性生理期間，絕不要吃冰。但是如果要吃冰，自己在家裏做的，比較營養而且衛生，又沒有添加物，應該可以放心吃，但還是不要一次吃太多。
3. 吃的時候最好在嘴裏含一下，調整一下溫度，再吞下肚，這樣對胃傷害比較小。
4. 嚐過我做的杏仁醬冰沙的朋友都說，比名牌冰淇淋還好吃。你不妨試試看，包準贏得許多讚美。

小常識

1. 夏天很少人能抗拒冰涼香甜的冰淇淋。可是市售的冰淇淋，好一點的加大量鮮奶油和糖，甜了嘴、肥了腰；糟的更有反式脂肪、香精、乳化劑，甜了嘴、傷了身。
2. 杏仁醬用途多多，除了用來調製涼麵醬，塗抹吐司、麵包，當蔬菜淋醬，夏天我最愛的是將杏仁醬加自製冰塊打成冰沙，充滿濃郁香氣，又攝取到必須脂肪酸和鈣質，是吃冰淇淋最好的選擇。
3. 美國大杏仁含有著名的抗緊張礦物質鎂，鎂可以讓人心情平靜、愉悅，還有降低血壓的功效。

美味冰沙

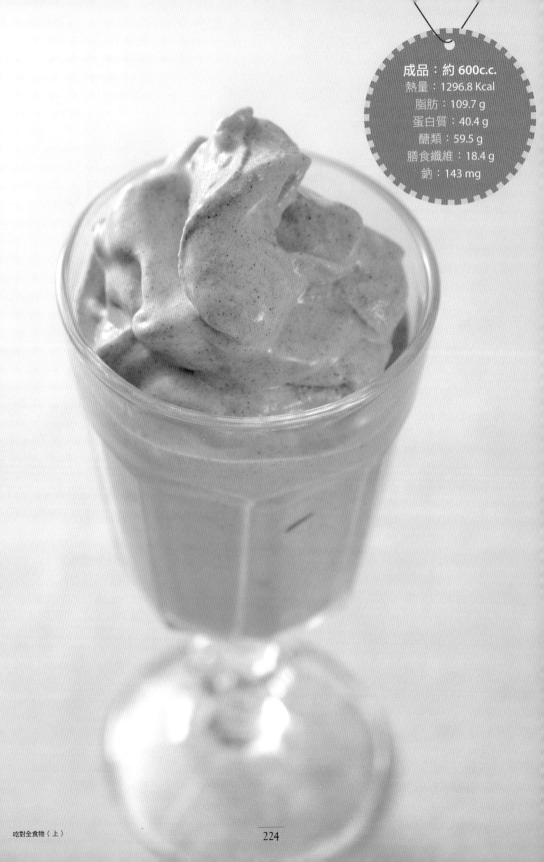

成品：約 600c.c.
熱量：1296.8 Kcal
脂肪：109.7 g
蛋白質：40.4 g
醣類：59.5 g
膳食纖維：18.4 g
鈉：143 mg

芝麻醬冰沙

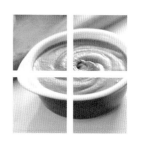

材料

1. 白芝麻醬——— 200g
   （做法請見p.162）
2. 鮮奶————— 90c.c.
3. 冰塊————— 3米杯

做法

將白芝麻醬、牛奶及冰塊依序置入調理機
容杯，蓋緊杯蓋，打約30~40秒鐘。過程
中需使用攪拌棒協助調理，至冰塊都已打
細，容杯內材料成漩渦狀即完成。

叮嚀

1. 調理冰沙或冰淇淋時，食材
   放置下層，冰塊放上層。打
   的時候須注意觀察，當食材
   呈現中間低四周凸起，如花
   瓣形狀就完成了。
2. 這道冰沙營養、美味、衛
   生，而且超級簡單，你一定
   會喜歡。

小常識

芝麻含比例很好的人體必須脂肪酸，又有高
量礦物質鈣、鐵，但若不打破種皮，這些營
養物質不易被吸收。製成芝麻冰沙不僅美
味，又可提高礦物質吸收，而且因是低溫，
脂肪酸比較不會酸敗。若加入少量葡萄乾，
補血效果會更好。

美味冰沙

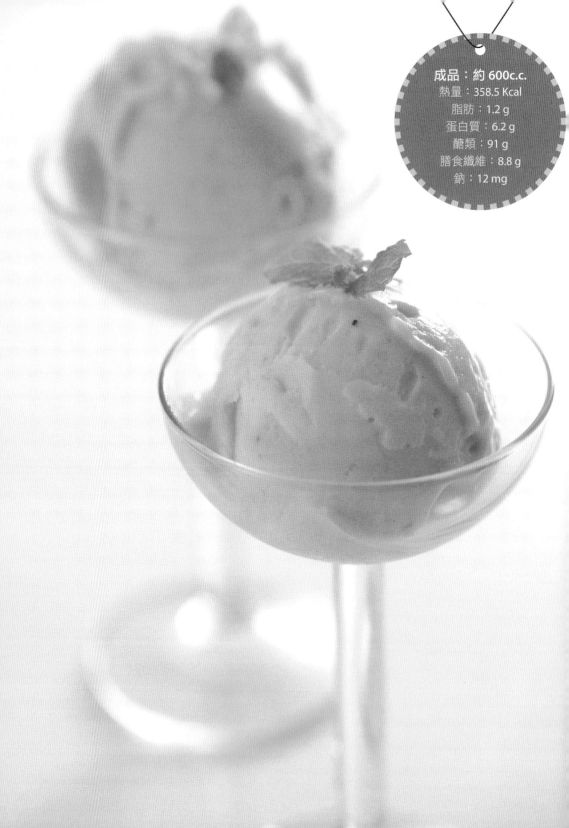

成品：約 600c.c.
熱量：358.5 Kcal
脂肪：1.2 g
蛋白質：6.2 g
醣類：91 g
膳食纖維：8.8 g
鈉：12 mg

特別適用：減少痛風、高血壓、憂鬱

鳳梨香蕉冰淇淋

材料

1. 鳳梨————— 400g
2. 香蕉————— 200g

叮嚀

1. 調理冰沙或冰淇淋時，水果一定要切大拇指大小，並放冷凍庫冷凍一夜再使用。
2. 好的調理機可以使食材徹底乳化，所以材料中雖不含乳脂肪，吃起來卻是道地冰淇淋口感。這道冰沙無論口味或是顏色都棒得不得了，而且它是用水果做成的，又沒有任何添加物，可以算是最健康的冰品了。

做法

1. 將鳳梨切丁、香蕉切片，放保鮮盒置冷凍庫冷凍一夜，備用。
2. 將冷凍鳳梨丁、香蕉片放入調理機容杯，蓋緊杯蓋，打約30~40秒鐘，過程中需使用攪拌棒協助調理，調理至沒有冷凍水果顆粒，即完成。

小常識

鳳梨豐富的蛋白質分解酵素，有助消化油膩食物及過多肉類；香蕉豐富的生物素（biotin），參與了體內能量代謝的反應，高量的鉀調解體內滲透壓平衡，可以降低血壓，減少尿酸結晶沉澱，因此這道冰品痛風、高血壓患者也很適合；香蕉含色胺酸，還可以抗憂鬱，喚起好心情。

美味冰沙

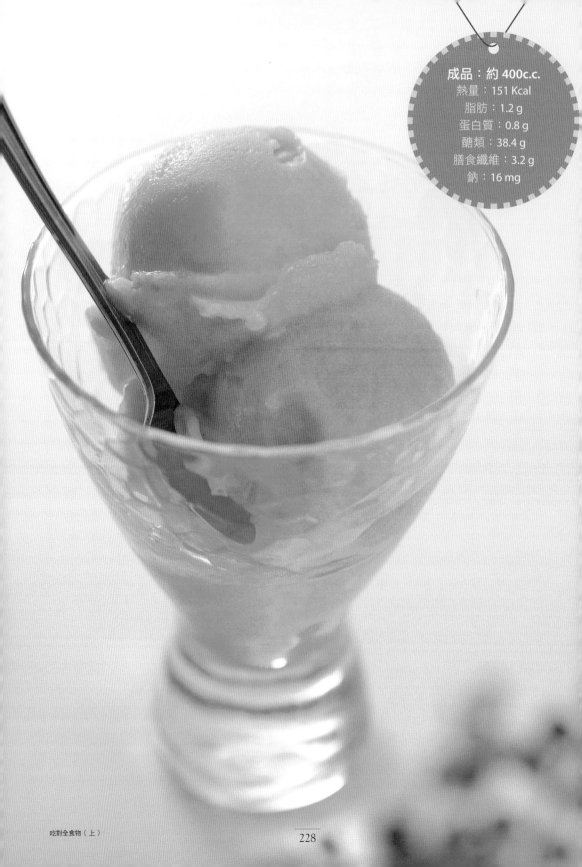

成品：約 400c.c.
熱量：151 Kcal
脂肪：1.2 g
蛋白質：0.8 g
醣類：38.4 g
膳食纖維：3.2 g
鈉：16 mg

特別適用：減少便秘

芒果冰淇淋

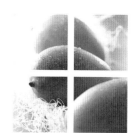

材料
芒果 ——————— 400g

做法

1. 將芒果肉切丁放進保鮮盒，置冷凍庫冷凍一夜，備用。
2. 將冷凍芒果丁置入調理機容杯，蓋緊杯蓋，打約30~40秒鐘，過程中需使用攪拌棒協助調理，調理至沒有冷凍水果顆粒，食材呈現中間低四周凸起，如花瓣形狀就完成了。

叮嚀

1. 芒果糖分高、熱量高，糖尿病患、體重過重者食用時需計量，勿超出容許範圍。急慢性腎炎、腎臟功能不佳，每天吃的份量，最多不能超過自己的拳頭大小。身體濕熱，容易過敏者也要少吃。
2. 這是我家夏天最受歡迎的冰沙，顏色美、味道香甜，吃起來沒負擔，幾乎沒有人捨得不續杯。

小常識

1. 芒果是台灣夏季的主力水果，熱量和蘋果差不多，營養密度卻優於蘋果。《本草綱目》作者李時珍稱它為「果中極品」，可生津止渴、益胃氣、止嘔、利尿。
2. 芒果含豐富維生素 A，可強化黏膜細胞功能，保護眼睛、上呼吸道與消化道的黏膜；還有豐富的維生素C，有預防感冒的功效。
3. 芒果粗纖維多，能促進腸胃蠕動，因此有研究顯示，經常食用芒果可防治結腸癌。

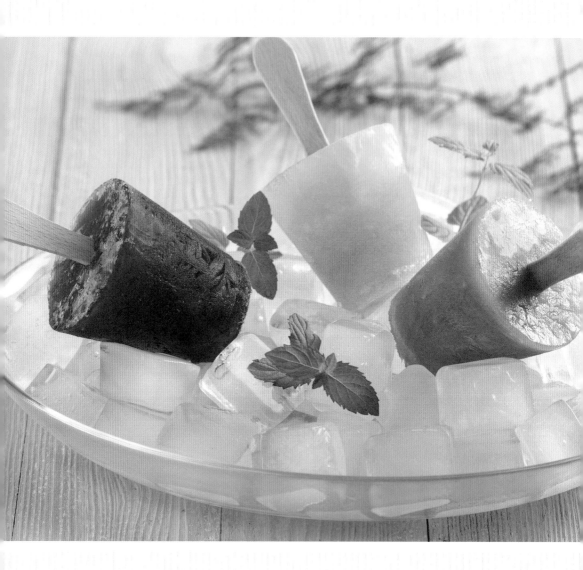

清涼點心

孩子們小時候，為了不讓他們吃太多市售零食，只好挖空心思研究如何變出一些健康美食，既滿足他們的味蕾，又有益他們的健康和成長發育。

結果發現，大自然真是太奇妙了，它在不同季節，為我們準備各種好吃又營養的食物，只要你能找對密碼，懂得搭配，加上一些好用的工具，就能夠不費吹灰之力，變化天然食物的質地、外貌、口感，讓它們更美味可口，卻一樣天然健康。

不少人對健康飲食有成見，認為健康的一定不好吃，請試試這幾道，一定不會讓你失望。

用美味的天然食物養生，那真是人生最大的美事。但還是要節制唷！不能因為好吃、愛吃就吃個不停，畢竟它們還是點心，點點心就夠了，千萬不要影響正餐。

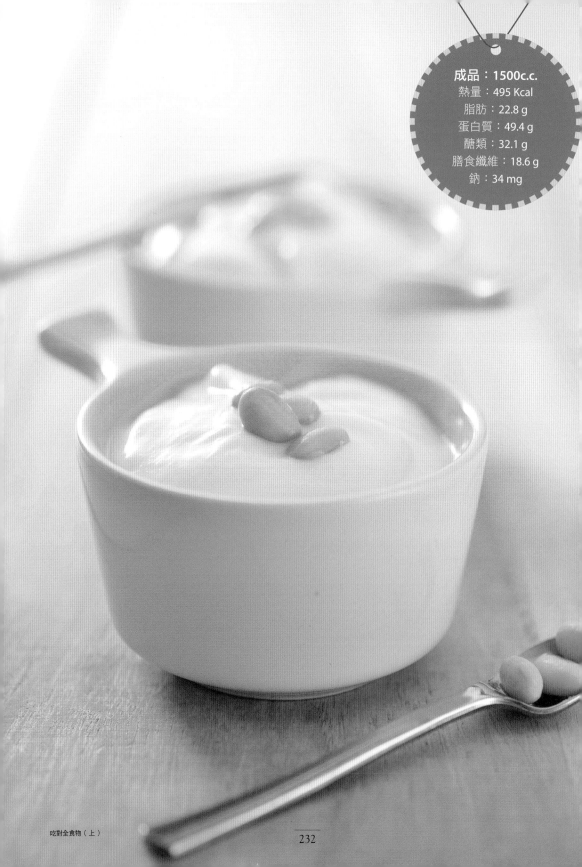

成品：**1500c.c.**
熱量：495 Kcal
脂肪：22.8 g
蛋白質：49.4 g
醣類：32.1 g
膳食纖維：18.6 g
鈉：34 mg

豆漿優格

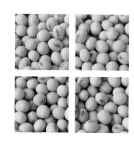

材料

1. 乾燥黃豆——— 1米杯
   （約140g）
2. 優格菌粉——— 1包
3. 冷開水——— 1200c.c.

叮嚀

1. 為避免其他雜菌跑入優格中，容器和攪拌用的湯匙要先用滾水燙過。
2. 因全豆漿未濾渣，所以製作好的豆漿優格口感會較綿密扎實，如果偏好軟嫩口感，可先將豆漿打好後濾渣，再製作成豆漿優格，但基於全食物觀點，不建議濾渣。
3. 我喜歡睡前製作優格，早晨醒來就可以吃到剛做好、新鮮溫熱的優格。沒有吃完的要放冰箱保存，抑制菌種的活性，免得它繼續發酵，口感會愈來愈酸。
4. 發酵時間過久，成品較酸並會產生離水現象，可以攪拌後食用。

做法

1. 將黃豆洗淨後，泡水5小時，瀝乾備用。
2. 將泡好的黃豆放入調理機容杯中，加入冷開水，蓋緊杯蓋，打約2分鐘。
3. 將全黃豆漿倒入鍋中煮到熟透，並放涼至攝氏42~44度。
4. 先放一點點的水在電鍋外鍋，按下開關等到電鍋跳起來，把電鍋內鍋或其它盛裝優格的容器和湯匙用滾水燙過，再放入準備好的優格粉與豆漿，用湯匙攪拌，電鍋插頭不要拔掉持續保溫，電鍋的蓋子也不要全蓋緊，留一點小縫，等6~8小時就成了豆漿優格，可直接食用，放入冰箱可保存3天。

小常識

1. 經過發酵，大豆異黃酮分子更細小、更容易被人體吸收；同時大豆寡糖加乳酸菌整腸效果加倍。
2. 可以加麥片，拌上自製醬料，如杏仁醬、芝麻醬、桑椹醬或蜂蜜一起吃；也可以加水果做成水果優格，或放進果汁、蔬果蜜中攪打，增加植物蛋白質和鈣質等營養。

清涼點心

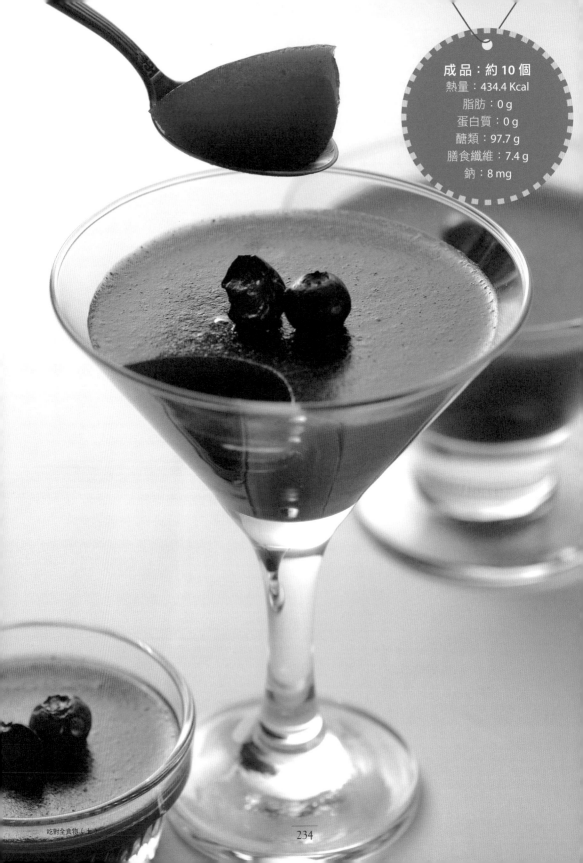

成品：**約 10 個**
熱量：434.4 Kcal
脂肪：0 g
蛋白質：0 g
醣類：97.7 g
膳食纖維：7.4 g
鈉：8 mg

特別適用：女性、減少尿道感染

綜合莓果凍

材料

1. 蔓越莓————50g
2. 藍莓————50g
3. 原色冰糖————6大匙
4. 冷開水————400c.c.
5. 洋菜粉————1大匙

 叮嚀

1. 市售果凍為了符合大眾口味，常添加各種香精、色素和大量的糖，甜度很高，很受小朋友歡迎，卻在不知不覺中吃進大量糖分，不僅易胖，還有害牙齒、骨骼。自製果凍就沒有這些顧慮。
2. 洋菜由海藻提煉製作，也稱寒天，又有植物性吉利丁之稱。洋菜粉可溶於80℃以上的熱水，冷卻至40℃即可凝固。也可用膠凍粉取代。

做法

1. 將蔓越莓、藍莓、原色冰糖與冷開水依序置入調理機容杯，蓋緊杯蓋，打約40秒鐘。
2. 將打好的綜合莓果汁倒入不鏽鋼鍋，放置瓦斯爐上煮滾，再加入1大匙洋菜粉，適度攪拌，煮滾後倒入模型中放涼、凝結，即完成。

小常識

1. 藍莓有抗氧化力極強的花青素，不僅能夠降低罹患心血管疾病和癌症的風險，還可以抗老化，防止皮膚鬆弛，保持肌膚健康，所以又被稱為「青春莓子」。豐富的果膠可舒緩腹瀉和便秘，單寧酸也可防止尿道發炎。藍莓對腎臟內微血管也有強化作用，對腎小球的過濾功能有所幫助。
2. 蔓越莓被廣泛用以預防或治療尿道、陰道方面的細菌感染；籽內也含有大量脂肪酸、莓酸，可以防止血管阻塞、降低膽固醇，尤其能殺死胃中的幽門桿菌。

清涼點心

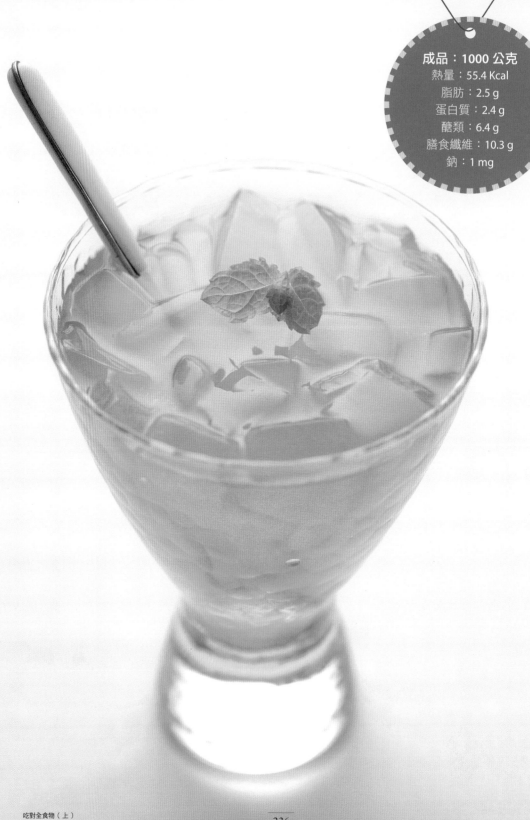

成品：**1000 公克**
熱量：55.4 Kcal
脂肪：2.5 g
蛋白質：2.4 g
醣類：6.4 g
膳食纖維：10.3 g
鈉：1 mg

特別適用：減重、便祕、高血脂者

愛玉凍

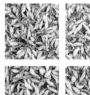
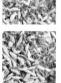

材料

1. 愛玉籽 ———— 20g
2. 冷開水 ———— 1000c.c.

做法

1. 將愛玉籽和冷開水置入調理機容杯，蓋緊杯蓋，啟動電源，將調速鈕由刻度1轉至刻度6，不開高速，打約3分鐘，完成後，關掉電源，打開杯蓋，倒入已套上濾布袋的容器中，將愛玉漿擠出後，靜置10分鐘，待完全凝結即完成愛玉凍。
2. 品嚐時可加入些許糖漿水及檸檬汁，風味更佳。

叮嚀

1. 因幾乎沒什麼熱量，只要小心不要加入過多糖水，夏日來一碗愛玉凍不僅清熱，也可清毒。
2. 愛玉果膠是活性物質，油脂會化解它的結凍分子，所以裝愛玉的容器不能有一點油脂，否則無法凝結成凍。
3. 過濾袋可以在中藥房購買，或用乾淨的絲襪。

小常識

利用調理機將愛玉籽打碎過濾後，濾出的膠質就都是可溶性膳食纖維，屬於果膠一種，具有強力吸水性而能凝固成果凍狀。也因此特性，它在腸道內可結合膽酸，將膽酸鹽排出體外，進而促進膽固醇分解，達到降血脂功效；也可吸附腸道毒物將之排出，而達到清腸排毒功效，可潤膚美容、減緩老化。

清涼點心

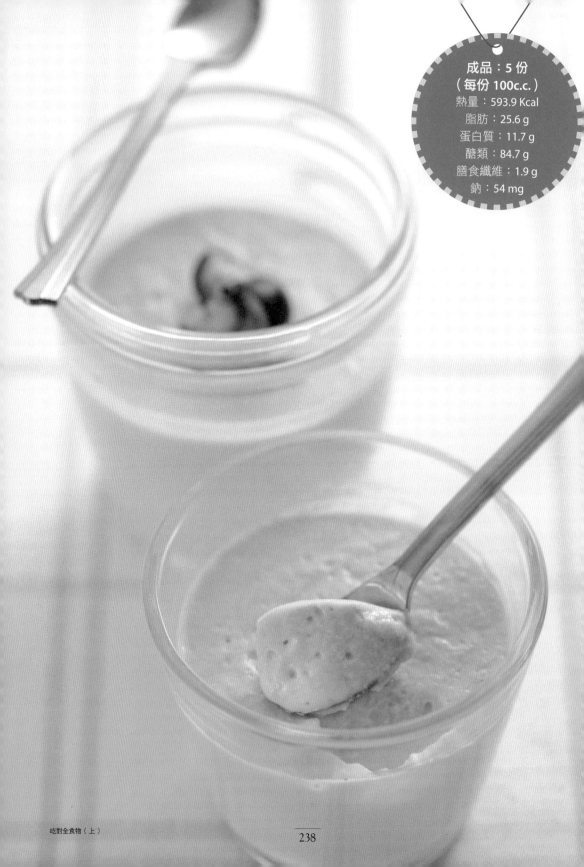

成品：5 份
（ 每份 100c.c. ）
熱量：593.9 Kcal
脂肪：25.6 g
蛋白質：11.7 g
醣類：84.7 g
膳食纖維：1.9 g
鈉：54 mg

特別適用：預防感冒、美膚

杏仁奶酪

材料

1. 南杏————— 50g
2. 腰果————— 50g
3. 原色冰糖——— 15g
4. 膠凍粉————— 1大匙
5. 熱開水———— 400c.c.

叮嚀

1. 膠凍粉由天然海藻（麒麟菜）提煉，富含天然礦物質、膠質、水溶性膳食纖維以及鈣質，對老人關節以及小孩骨骼發育都有幫助，還可清除宿便。

2. 膠凍粉要使用80°C以上的熱水才可以完全溶解，適當攪拌一下，不需再煮沸，等溶液冷卻至室溫30°C就會凝固。所以熱水溫度不要低於80°C，否則膠凍粉未完全溶解，杯底會出現許多未溶解、亮晶晶的顆粒。

做法

1. 將南杏用熱開水汆燙5分鐘，瀝乾水分，備用。

2. 將所有食材放入調理機容杯，蓋緊杯蓋，打約1分鐘。完成後倒入容器中，靜置約20分鐘，待冷卻凝結後即完成。

小常識

1. 白色杏仁分南杏和北杏兩種。北杏外型略小、較尖，被稱為苦杏仁，作為藥用較多。南杏外型略大，較圓，又稱甜杏仁，性味甘、平，無毒，入肺經，有潤燥補肺、止咳化痰的功效，也可滋養肌膚。

2. 腰果含有大量不飽和脂肪酸和油酸，可抑制發炎，增進心血管健康。中醫認為，腰果味甘性平，具有補腦養血、補腎健脾的效果，可治咳逆、心煩、口渴。

清涼點心

因為你，我不累！

　　每次寫書都是一次知識、經驗和能力的檢驗、反省與前進。

　　雖然這本書是為了接引剛開始養生的新手而寫，必須盡量簡單易懂且易行，而且是根據舊書重新編寫，但仍然花了許多時間，做了 180 度的大翻修，感覺像新寫了一本書。因為心裏總感覺過了 10 年，要給讀者更新、更好的。

　　自從 2005 年《全食物密碼》發行以來，我從資深媒體人變成養生達人，各種健康分享的邀約接連不斷，無遠弗屆的網路也捎來各方讀者的疑難問題，除了東奔西跑之外，無數的週末和夜晚，更用來研讀資料、回覆疑問，希望為求助的人點起一盞明燈、點亮一絲希望。

　　老公看著我週末假日老往外跑，白天忙完、晚上還不休息，起先柔聲問我：「你累不累？！」到後來看我執迷不悟、無怨無悔，有時不免惱怒，疾言厲色問我：「妳累不累呀？！別只顧著照顧別人，忘了自己和家人！」有時朋友見我滿臉疲憊，也會關心的提醒：「別太累了！」

　　我累嗎？是的，我累！常常坐在高鐵上看著窗外燦爛的陽光，懊悔自己為什麼要答應這場邀約，應該把時間陪家人出外走走、散散心；有時一天趕兩場，南北奔波，在回家的路上，

感覺筋疲力盡；常常晚上明知該睡了，但還有這麼多信件沒回覆。一次次，氣得老公撂話提醒：別以為自己還40，體力要省著點花。

但是，我也不累！想到老天讓我經歷這一切，學了這麼多，還讓我得到更多幸福，一定有祂的用意，絕不只是要我獨善其身。尤其想到自己在老公剛開完刀的頭一、兩年，內心的恐懼、無助，我希望能幫有緣人走出心理困境。

尤其給我無限力量的是，越來越多人開始喝精力湯，感受到全食物的好處，他們的回饋給我無比的信心，更積極努力去推動這個簡單易行的飲食方法。

有人告訴我，他喝精力湯減了三公斤鮪魚肚；有人解決了過敏之苦；有位女士高興的告訴我，喝精力湯之後不再便秘，她的腰線都出來了；也有位媽媽因為女兒胃痛，醫師也查不出原因，只好學我打精力湯給女兒喝，不僅女兒胃不痛了，「連感冒都少了」；還有人因為這種飲食方法，改善了困擾十多年查不出原因的尿中潛血；更有臉友在我的臉書留言，因為爸爸得肝癌，於是用我的方法照顧爸爸，不僅爸爸很健康，全家人也都更健康！

最感動的是，有回帶女兒到行天宮拜拜，忽然有位女士跑過來，給我一個擁抱，邊流淚邊謝謝我，因為我的書讓她找到方法，幫助先生逐漸恢復健康，女兒感動得眼睛都紅了！

一封封的來信、留言、卡片、花束，一個個擁抱，一聲聲感謝，乘載著無限心意，給了我無比的能量，讓我無怨無悔往前行。現在更因為癌症關懷基金會，有了更多夥伴一起攜手打拚，力量更大，幫助了更多人，這一切的起源，都是一個善因緣。除了感謝，還是感謝！

　　首先要感謝榮總的雷永耀醫師、李壽東醫師，和他們帶領的醫療團隊，給我先生很好的醫療照顧，讓他得到康復的機會。其次要感謝我的師父聖嚴法師，他教我打坐、讓我學會放鬆，還教我學會感恩、知福、惜福，以及慈悲、智慧的重要，讓我活得更自在。

　　莊淑旂博士和我的小姑蘇永安博士對中醫有深入的研究，她們常常接受我的諮詢，給我很多的指導和幫助。

　　我也要感謝雷久南博士，她率先將生機飲食的觀念帶進國內，因為她的介紹，我開始喝「精力湯」，並且成了我保持健康的秘密武器。

　　感謝台大林碧霞教授跟我研討有機耕種的問題，讓我了解有機耕種和有機飲食的重要性。安·威格摩爾博士的著作，也是她翻譯引介的。

　　另外要感謝的是一路走來的好朋友李秋涼老師，我們因為生機飲食結緣，並且成為好朋友，經常一起交換生機飲食的心得，她常有新點子，因著她的分享，我也得到許多點子改進我

的餐點。

我也要感謝一些識或不識，而對健康飲食有興趣的人，他們創造出來的菜餚，我因為吃到或看到，受到啟發加以變化，成了我家的美食，所以這些簡單好吃的餐點，不全是我一個人的功勞。

我要感謝我的家人，因為他們的愛，給我源源不斷的動力去研究營養、改善家中飲食。我也要感謝父母，給我天生敏銳的體質，讓我容易區分對我好和不好的飲食及方法。

謝謝癌症關懷基金會董事黃淑惠營養師，針對食譜中的營養小常識和適應症狀提供建議。尤其要感謝巧手慧心的曉錡和她率領的一群小天使：欣喻、雅雲、采芸、宜君、宜學，他們不僅在癌症關懷基金會人手不足的時候擔任義工，幫我們準備食材、陪我們出外宣導健康飲食；每當我有新構想，他們也義不容辭幫忙試食譜、抓比例、算熱量。這次更大力協助食譜拍攝，沒有他們，這本食譜內容不會這麼豐富、詳細。另外要謝謝小蓉、嘉如和紹宇，幫忙整理文稿、照片，及協助食譜拍攝，使畫面呈現更加完美。謝謝編輯群，和我一起絞盡腦汁，設想如何為讀者創造最好的閱讀經驗。

最後，最最要感謝的是「你」，想跟你們分享，是推動我寫這本書最大的動力。

「因為你，我不累」，希望你也從中得到動力，開始實踐

這種簡單、健康的飲食文化，愛自己、愛家人，更珍惜這片土地。最重要的是一定要健康、幸福唷！所以趕快動手吧！

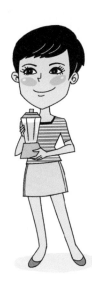

後記　因為你，我不累！

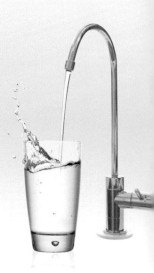

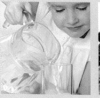

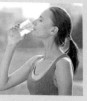

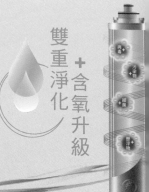

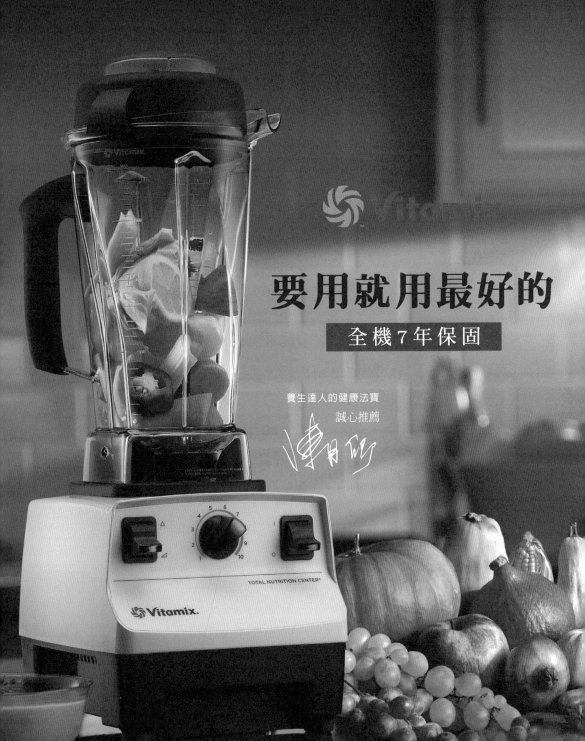

要用就用最好的

全機 7 年保固

養生達人的健康法寶

誠心推薦

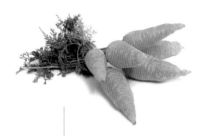

健康生活 BGH154E

吃對全食物（上）

作者一陳月卿
總編輯一吳佩穎
責任編輯一丁希如
封面設計一江孟達工作室
內頁設計一黃淑雅
插圖一巧可
攝影一周禎和、徐博宇
服裝提供一TAN&LUCIANA 陳探月&袁憶甄

出版者一遠見天下文化出版股份有限公司
創辦人一高希均、王力行
遠見・天下文化 事業群榮譽董事長一高希均
遠見・天下文化 事業群董事長一王力行
天下文化社長一王力行
天下文化總經理一鄧瑋羚
國際事務開發部兼版權中心總監一潘欣
法律顧問一理律法律事務所陳長文律師
著作權顧問一魏啟翔律師
地址一台北市104松江路93巷1號2樓
讀者服務專線一(02)2662-0012　傳　真一(02)2662-0007；2662-0009
電子信箱一cwpc@cwgv.com.tw
直接郵撥帳號一1326703-6號 遠見天下文化出版股份有限公司

製版廠一東豪印刷事業有限公司
印刷廠一鴻源彩藝印刷有限公司
裝訂廠一精益裝訂股份有限公司
登記證一局版台業字第2517號
總經銷一大和圖書書報股份有限公司　電話／（02）89902588
出版日期一2014年10月27日第一版第1次印行
　　　　2024年5月17日第三版第2次印行

定價一550元
4713510943588
書號一BGH154E
天下文化官網 bookzone.cwgv.com.tw
※本書如有缺頁、破損、裝訂錯誤，請寄回本公司調換

國家圖書館出版品預行編目資料

吃對全食物／陳月卿作;
　-- 第一版，-- 臺北市：遠見天下, 2014.10
　面；　公分. -- (GH154)

　ISBN 978-986-320-579-1(上冊：精裝)

　1. 健康飲食 2. 食譜

411.3　　　　　　　　　　　103019955